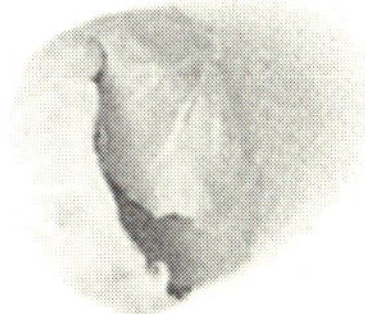
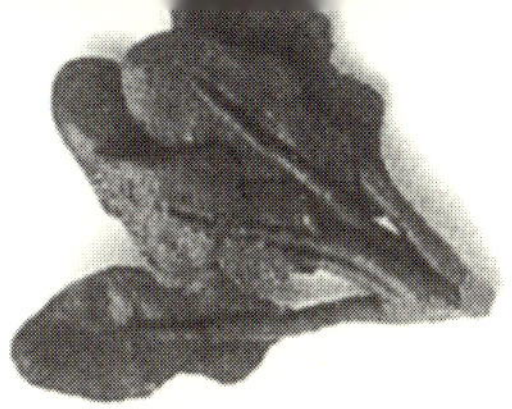

食卓に毒菜がやってきた

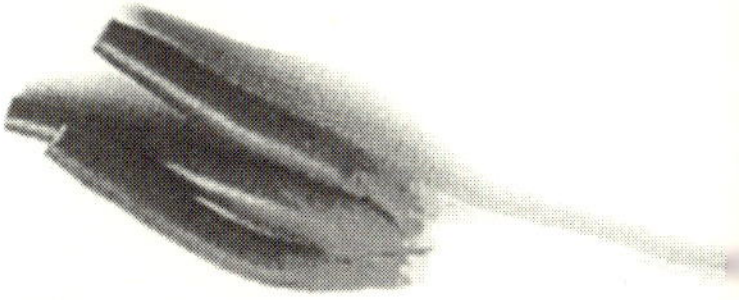

瀧井宏臣

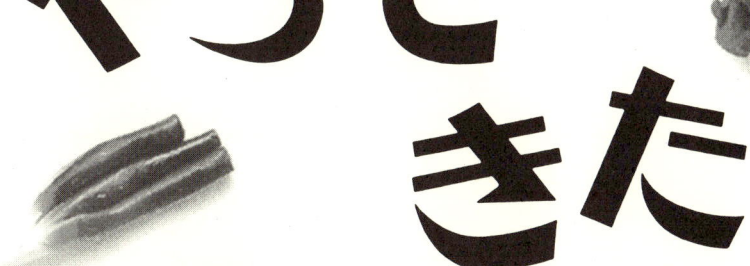

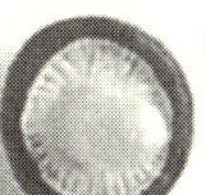

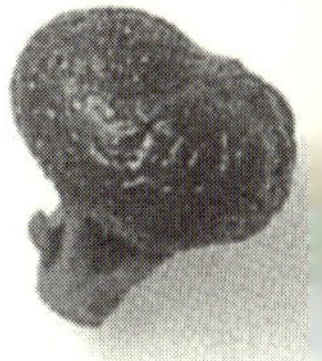

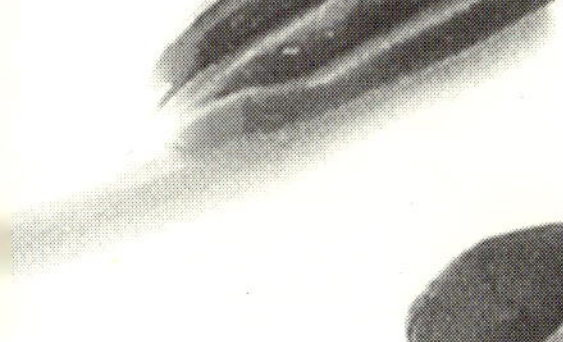

コモンズ

食卓に毒菜がやってきた●もくじ

装丁●林佳恵

食卓に毒菜がやってきた

第1章　腐らないシイタケの怪

◆価格破壊で採算ライン割れ

「ほぼ全滅です。壊滅とまではいきませんが、息をしているのがやっとという感じ。もう惨憺たる状況ですよ」

二〇〇一年の夏、群馬県藤岡市で大規模なシイタケ栽培を手がける松原甚太郎さんは開口一番、そう言って溜息をついた。

この年の四月、日本政府はおもに中国から輸入されているネギと生シイタケ、畳表（原料のイ草）について、日本では初めてとなるセーフガード（緊急輸入制限措置）を暫定発動していたが、少し遅すぎたようだ。

あまり知られてはいないが、群馬県は日本一の生シイタケ生産県だ。藤岡市をはじめ、甘楽《かんら》郡、富岡市、多野《たの》郡など南西部が主産地となっている。栽培に欠かせない原木の調達が容易で、気候風土がシイタケ生産に適していたためでもあるが、日本一にまでなった最大の理由は、森産業（本社・桐生市）の創業者である京都大学農学部出身の森喜作博士が、一九四二年にシイタケの「純粋培養種菌駒法」を発明し、製造・販売を始めたことだろう。

シイタケ栽培はそれまで、切り倒した木に鉈《なた》で傷を付けて放置しておくだけの「鉈目式」が主流だった。これはシイタケの胞子が風に乗って飛んできて鉈目に付着するのを待つという、何ともおおらかというか、いわば「風任せ」の方法で、失敗に事欠かなかったそうだ。これに対して、森博士が編み出したのは、ドリルで開けた穴に種駒（あらかじめ培養したシイタケ菌を、木片などといっしょに固めたもの）を打ち込んでいく新技術で、確実にシイタケ菌を植え付けられる画期的な方法だった。ちなみに、森産業はいまも種駒の生産・販売で全国シェアの九割を占めるトップ企業である。

この方法の導入を契機に、群馬県の栽培農家数・シイタケ生産量はともに急増する。七〇年代後半の最盛期には年間生産量が一万トンを超え、日本一の生産県に躍り出た。

松原さんは東京農業大学を卒業後、実験助手として大学に残ったが、父親の具合が悪くなったのを契機に郷里に戻り、農業を継いだ。松原家は地域で有数の名家で、米をおもに作っていたが、米作りの先行きは明るくなかった。大学時代の恩師がキノコの専門家だったこともあって、松原さんは二五歳のころ、まさに昇り竜の勢いがあったシイタケの専業農家へと、思い切って舵《かじ》を切ったのである。

ところが、生産農家の高齢化がじわじわと進む一方で、九〇年ごろから中国産シイタケの輸入が急増し始める。

「当初は輸入量も少なく、品質面でも国産が勝っていたので、あまり気にしていませんでした。ところが、平成三年（九一年）ごろから輸入量が前年比で倍以上の伸びを示すようになりました。そして、市場外流通を含めると、おそらく国内生産量に匹敵するほどのシェアを奪われる結果になってしまったのです」（松原さん）

中国産シイタケの輸入量が一万トンを超えた九三年から影響が出始め、国産ものの価格が下がり出した。何しろ中国産の価格は当時一〇〇グラム六〇円前後、それからどんどん値下がりして二〇〇〇年には二五円という安さ。前橋市の地方市場で、一ネット一〇〇グラムで一二〇円台だった国産シイタケは、二〇〇〇年には七五円前後まで暴落したという。その結果、廃業・転業する生産農家が続出し、群馬県の二〇〇〇年の生産量は五七五〇トン（生産額五二億円、生産者数一一二〇人）と、最盛期の半分近くにまで激減してしまったのである。

「うちの場合、シイタケ生産に使う原木は全部購入していますし、二棟あるハウスの建設費を一〇年がかりで償還している最中なので、採算ベースは一〇〇グラム一一〇円のラインで

す。もうずっと採算ラインを割り込んでいて、いつまで続けられるか、まったく見通しが立たない状況です」（松原さん）

◆国民的大問題

松原さん自慢のシイタケを見せてもらった。

古い大きな松原家の日本家屋から道を隔てた一角に、コンクリート建ての大規模なシイタケハウスがある。中には、一メートルほどの原木がキャンプファイアーのように格子状に積み上げられていた。満員電車のようにぎっしり詰め込まれているかと思ったら、予想と違ってハウス内はゆったりとしている。その原木に打ち込んだ種駒からは、小さなシイタケがたくさん出てきていた。「まだ収穫の時期ではないんですよ」と松原さん。

原木の本数は、約二万本。年間一五～一六トンを生産・出荷しているという。二年ごとに入れ替える原木の調達や穴開け、種駒の打ち込みなどは大仕事だが、ふだんはハウス内の風通しや撒水による温度管理をきちんとすれば、シイタケは自ずと成長する。あとは一定の規格に達したら、収穫して出荷すればよい。

かつては市場に出せばそれでよかったが、市場価格が安い現在は、市場のほかに大手スーパーと直接取引きし、二カ所ある直売所でも販売している。スーパーには松原さんが自分で乗り込んでいって、商談をまとめた。スーパーの買値は一〇〇グラム一〇〇円を切らないし、直売所では一三〇円で売れる。とくに、直売所は全体の売上げに占めるシェアが二五％に達し、松原家の家計を下支えしている。

さらに、欠けていたり形が悪かったりして販売できないものは、乾シイタケなどに加工し、付加価値をつけて売りぬいている。市場価格が暴落しても、倒れずにしぶとく生き残っているのは、こうした知恵と行動力の賜物であるわけだ。

「私はまだ三八歳ですから、動けます。でも、シイタケ農家のほとんどは六〇歳以上の高齢者なのです。お年寄りたちは何の手も打たないし、打てないんです。打開策について考えることもしない。後継者がいないですから、自分ができなくなったら、それで終わりなんですね。これでは、中国産の流入に対抗して生き残っていくのは不可能です」

ＪＡたのふじ（藤岡市や吉井町など一市五町村の広域農協）営農部園芸課の松本幸市課長も、「この二年ほどの間に四〇歳代から五〇歳代のシイタケ農家も廃業し始めています。一方、後継者は一年に一人出るか出ないかですから、そりゃあ深刻ですよ」と実情を話してくれた。

それでも、松原さんたちはできることから始めようと、生き残りのシナリオを模索している。

群馬のシイタケが日本一であることをテレビのコマーシャルでアピールする一方で、地元消費者向けの料理講習会を開いたり、小学生を招いて栽培を体験してもらったり、ＰＲと販売の拡大に努めてきた。

また、セーフガードの本発動に向けて、群馬県椎茸農協青年部の一員として政府・農水省などへの陳情も積極的に行ってきた。さらに、セーフガードが発動された場合に、中国産の輸入がストップして、国内の供給不足と価格の暴騰が起こらないようにと、松原さんは原木の効率的な利用による増産の青写真を県などに提案。県やＪＡグループの方針として採用され、全国に波及したという。

「シイタケを含めた野菜輸入の本質とは、食料自給率四〇％という異常なまでの低さに起因する問題です。拡大解釈すれば、国民の生存権ならびに自立国家としての国の存亡にかかわる大問題だと思うのですが、そういう本質を提起している報道がほとんどないのは憂うべき事態です。いのちを維持するうえで一番大切な食べ物に無関心というのは、いったいどういうことなんでしょうかね」（松原さん）

◆シイタケが腐らない？

シイタケづくりのおもしろさや深刻な状況についてはわかったが、実際のところ、中国産の質はどうなのだろう。安いうえに質もいいのでは、消費者の目を国産に向けさせるのはむずかしい。


「中国産シイタケはどうですかねえ。味とか、香りとか、質のほうは?」

「品質もよくなっているようです。とくに、日本の生産者が価値を認めつつも栽培してこなかった天白どんこという種類のシイタケが受けているんです。肉厚で丸いものをどんこと言うんですが、天白どんこは頭の部分に少しひびが入って割れているのが特徴です」

品質面でも勝ち目はないということか。と思いきや、松原さんは妙なことを話し始めた。

「でもね、中国産は腐らないんですよ」

「えっ、どういうことですか?」

「水を入れたコップに国産と中国産を浮かせ、ラップをかけてゴムで閉じるんです。そうすると、国産は三日で黒くなり、一週間で水に溶けてしまうのですが、中国産は五〇日経っても形が崩れません」

「なぜ、腐らないのですか?」

「防腐剤なのか。あるいは、漢方のノウハウで表面に水を吸わないコーティングがしてあるのかもしれません」

「その実験は松原さんがやったのですか」

「いいえ、やってません」

「群馬県内のシイタケ農家がやったのですか」

「いや、誰がやったかはわかりません」

松原さんは九四年に、シイタケの生産と選別の現場を視察に、中国・福建省まで行ったことがある。肝心の箱詰め工程は見せてもらえなかったが、箱に入った後の品物を見せてやるというので箱を開けた際、すごい臭気が漂ったのを覚えている。

また、二〇〇一年三月に農協青年部の仲間たちと、群馬県選出の谷津《やつ》義男農水相にセーフガード発動を直訴したとき、大臣は「中国産シイタケが腐らないという話は聞いている。現在、政府系の研究機関で精査しているから、しばらく待ってくれ」と言ったという。

「大学の後輩で、キノコの専門家が高崎の大学にいます。彼を紹介しますから、ぜひ会ってみてください」

私は、腐らないシイタケの謎を追ってみることにした。

◆公然の秘密

腐らないシイタケの実験をやった農家は、どこの誰なのか。

雲をつかむような話だが、とりあえず農水省と群馬県、それに乾シイタケ日本一の大分県の担当部局や関連機関に、手当たりしだいに電話を入れてみた。すると、複数の担当者が『全国きのこ週報』という専門紙に記事が掲載されたと教えてくれたが、手元にその記事を持っている人はいない。

それで、さっそく大分県にある『全国きのこ週報』編集部に電話を入れたが、担当者は外出していてつかまらない。仕方なく、該当記事が掲載された週報を送ってくれないかとＦＡＸを入れておくと、数日後、その新聞が届いたのである。

記事が掲載されたのは、二〇〇〇年九月二二日。「なんだこりゃ！外国産は安全なの？」と題して、読者からの投書と写真を元に記事が構成されている。この読者がかなり厳密に比較実験を行い、写真を撮影しながら変化を記録したことがわかる。

記事によると、この読者は大分県日田市の原木を使った国産と、大分市内にある大手スーパーで購入した中国産の乾シイタケを八月五日にグラスに入れて水道水で戻し、九月一〇日までの三七日間にわたって変化を観察した。その結果、国産は三日目で水が濁り始め、一五日目で腐敗。二四日目でカビが発生し、二六日目でカビだらけになったので廃棄した。ところが、中国産は三日目で水の色が多少濃くなっただけで何の変化も起きない。九月一〇日まで様子を見たうえで、実験を止めたというのだ。

これについて、担当記者は次のように書いている。

「腐って当たり前の椎茸が一カ月経ってもカビが発生しない、それどころか腐りもしないというのには驚いた。なぜカビないのか。果たしてそれは安全と言えるのだろうか」

また、この記事では、「外国産の袋詰め作業をすると目の周りが赤く腫れ、かゆみもあり、涙が止まらなくなる。私だけでなく、作業を行っている全員同じ症状が出る」という広島のシイタケ商社で働く女性の証言も紹介している。

さらに、二〇〇一年三月九日付けの記事では、岩手県宮古市にある宮古地方振興局林務部の田島大林業改良普及員が行った、宮古産と中国産の乾シイタケの比較実験が写真入りで紹介されている。宮古産は一〇日後にカビが発生して腐敗臭が漂ったが、中国産は何の変化もなかったという。

はたして、この実験結果が事実かどうか、研究者や公的機関の追試がほしい。そう思った私は、大分県の担当者や関連研究機関に問い合わせてみた。その結果、大分県林業振興課の担当者の一人が、県の事業としてではないが独自に実験を行い、中国産が腐らないという結果を確認していることがわかった。

その担当者は「衛生環境研究センターで、腐らない理由について三〇種類ほどの農薬を調査しているが、まだ犯人がわかっていません」と言った。また、政府の担当者や関係する研究機関の担当者に話をしたが、「国産シイタケにも影響が及ぶので、口外しないように」と釘を刺されたという。どうやら、農水省はこの事実を知っていて隠してきたようだ。

次に、大分県衛生環境研究センターに問い合わせた。このセンターの担当部長は「そういう実験は一切やっていない」と言明したが、どうも怪しい。研究自体をマル秘扱いにしている節がある。

一方、大分県きのこ研究指導センターの有馬忍主査も、センターとしてではないが、職場の部屋で実験した結果、国産はすぐにドロドロになるが、中国産はカビがほとんどはえず、形もまったく変わらないことを確認している。

「シイタケにAという化学物質が含まれているかどうかを調べるのは簡単ですが、使われている化学物質が何かを明らかにするのは、一つひとつつぶしていかなければなりませんから、大変むずかしいのです。収穫後にオキシドールを散布しているのではないかという疑いがありましたが、オキシドールはすぐに水になってしまうため、検査で検出するのはこれまたむずかしい。いまのところ、しっぽがつかめないのが実情です」(有馬主査)

オキシドールというのは過酸化水素のことで、カズノコなどの漂白と殺菌に使われるケースがある。発ガン性など強い毒性が確認されているため、日本では農薬としての使用は七一年に禁止されている。

その後、周囲の主婦に会うごとに中国産シイタケのことを尋ねてみると、「冷蔵庫に入れておくと、いつまでも腐らない」「箱から出した際、ひどい臭いがした」といった証言がつぎつぎと飛び出してきた。中国産シイタケが腐らない事実は、シイタケ生産農家や関係者だけでなく、店頭に足を運ぶ主婦たちも知っている公然の秘密だったのである。

◆中国産の重金属汚染

ＪＲ高崎駅から伊勢崎行きのバスに乗って一五分。寄居《よりい》バス停で降りて一〇分ほど歩くと、だだっ広い造成地に高崎健康福祉大学の真新しい校舎がそびえている。松原さんの東京農業大学の後輩で、キノコの専門家である江口文陽《ふみお》博士は、この大学で助教授をしていた。

手元に、江口助教授の書いた論文のリストがある。ここ数年ブームとなっているアガリクス茸（ヒメマツタケ）関係の論文だけで八年間に四〇本。毎年五本の論文を書いてきたことになる。私の母校には、過去一〇年間も論文を書いたことがないにもかかわらず、教授でございと大きな顔をしている「研究者」もいたので、江口助教授の精力的な研究には驚かされる。

とにかく研究対象のキノコの栽培や分析に没頭していて、研究室にいることはめったにない。だから、取材のアポイントを取るのにかなりの時間がかかってしまった。Ｅメールがなければ、つかまえるのもむずかしかったにちがいない。

江口助教授がこの一〇年近くにわたって研究してきた主要テーマは、キノコには本当に高血圧、動脈硬化をはじめとした生活習慣病を予防したり治療したりする効果があるのかどうかという点だ。同時に、国産や群馬県産シイタケの振興をはかる目的で、国産と中国産の成分を比較する研究も進めている。その結果、国産のほうが含水率が五〜八％高いだけでなく、血中のコレステロール値を下げるエリタデニンという物質の含有量がきわめて多いことが明らかになった。この違いの理由について、江口助教授は「シイタケの菌株や栽培環境だけでなく、輸送による鮮度も影響したのではないか」と話している。

さて、その江口助教授が、腐らない中国産シイタケの謎に取り組んだのは、もちろんだ。全国各地で購入した八菌株の中国産と五菌株の国産について、詳細な分析調査を実施した。

複数の研究者が疑っていたのが、前述した過酸化水素である。通常の検査では検出されないため、江口助教授は発色試験法という特別な方法で調べたところ、使用した疑いのあるシイタケが出てきたが、はっきりとはしなかった。また、溶融試験の結果、一部からパラフィン系物質も検出された。いずれも表面からしか検出されず、表面に塗布したか、ビニール袋の成分が移ったと推測されるという。

江口助教授が「クサイ」とにらんでいたのは、保存剤として広く使われている安息香酸系の

表1　国産シイタケと中国産シイタケの残留化学物質

	群馬県産	福島県産	中国産A	中国産B	中国産C
ヒ素(ppm)	0.05	—	0.58	0.85	2.98
鉛(ppm)	—	0.31	1.08	0.98	3.69
カドミウム(ppm)	—	—	0.68	0.43	1.76
水銀(ppm)	—	—	—	—	0.32
安息香酸系	—	—	—	＋	±
過酸化水素	—	—	±	—	—
パラフィン系物質	—	—	—	＋	—

(注1) 国産は2000年10月に、中国産Aは10月に前橋市で、中国産Bは11月に世田谷区で、中国産Cは9月に福岡市で購入した。
(注2) —は検出限界以下。±は＋とは言えないが痕跡があり、科学的に—とは言いきれないケースを指す。

化学物質である。安息香酸は表面からだけでなく、内部の組織からも検出されたため、容疑が深まった。だが、やはり一部からしか検出されず、中国産が腐らない原因と断定するには至らなかった。

ところが、予想外の有毒物質が出てきたのである。福岡市で購入した中国産からは、シイタケ加工食品の規格基準である二ppmを超える二・九八ppmのヒ素が検出されたのをはじめ、鉛が三・六九ppm、カドミウムが一・七六ppm、水銀が〇・三二ppmと、国産ではほとんど検出されない重金属が高い濃度で検出された。国産に比べて、一ケタから二ケタも多く含まれていたのだ。

「中国産だからといって、すべてのシイタケから高い濃度の重金属が検出されるわけではありませんが、このケースはシイタケ生産に使う人工オガクズの原木が重化学工業地帯の近郊にあって、汚染されたためではないでしょうか」(江口助教授)

◆ホルムアルデヒドで施設を消毒!?

腐らないシイタケの謎を解くためには、中国現地でシイタケ栽培にかかわっている日本人を見つければよい。いろいろなルートから探した結果、おもに福建省で日本向けの輸出用シイタケ栽培を指導している、技術者Y氏に話を聞くことができた。まず、その証言を聞こう。

「九〇年ごろから福建省のアモイ周辺で、シイタケ農家に菌床栽培の技術指導をしています。製材所からもらってきたオガクズなどを原料に使い、衛生的な配慮のない普通の小屋で栽培されていました。日本のメーカーがクリーンルームで栽培してもなかなかうまくいかなかったのに、あんなに汚い原料と環境でよく栽培できるなと、最初から疑問でした。シイタケは雑菌に弱く、農薬に強いんです。だから、何らかの薬剤の使用を疑いましたが、農家に尋ねても絶対に教えてくれません。日本の生産者団体などもありとあらゆる農薬を検査したようですが、何も出なかったのです」

ここで、シイタケの栽培方法について説明しておかなければならない。

シイタケの栽培には、原木栽培と菌床栽培の二つの方法がある。原木栽培というのは、クヌギやコナラなどの木を一メートル程度に切った原木（ほだ木）に小さな穴をたくさん開けて、シイタケの菌を打ち込む、従来の方法だ。一方、菌床栽培は、オガクズに水分と米ヌカ、フスマなどの栄養成分を加えた培地をポリプロピレンの袋に入れ、シイタケ菌を接種した「菌床」で栽培する。ここ二〇年ほどの間に普及してきた、新しい方法だ。

ちなみに、国産の乾シイタケはほとんどが原木栽培、生シイタケも六割近くが原木栽培だが、輸入されている中国産は乾シイタケも生シイタケも九割が菌床栽培と推定されている。この菌床栽培について、江口助教授が説明する。

「菌床栽培は、原木を使わない点で環境にやさしく、シイタケ生産の回転が速いという利点があります。かつては品質が劣るとされていましたが、いまでは原木栽培の場合と遜色がないところまで品質が向上しつつあります。しかし、オガクズと栄養成分を混ぜた培地を高温殺菌したうえに、クリーンルーム内でシイタケ菌を接種する必要があり、その分の設備費がかかるのです」

日本国内では、新日鉄やカネボウなど異業種のメーカーが菌床栽培技術の開発を手がけたが、成功するまでにはかなりの時間がかかった経緯がある。Y氏の証言に戻ろう。

「一〇年ほど前、コルク栓をした化学物質のビンがシイタケ農家の軒先にころがっているのをたまたま見つけました。ラベルに書かれている中国語を書き写して後で専門家に尋ねたら、何とホルムアルデヒド。驚きました。まさかと思いましたよ。ホルムアルデヒドが水に溶けたホルマリンは理科室の生物標本に使われているし、最近ではシックハウス症候群の原因物質として社会問題になっています。日本人なら誰でも知っている化学物質のひとつですが、日本の常識ではシイタケの栽培に使うことはあり得ない有害物質です。まさに盲点を衝《つ》かれた感じですよ」

Y氏はさっそく、自分がかかわっている商社を通じて分析してもらった。厚生労働省の指定検査機関である日本食品分析センターなどの分析結果によると、乾シイタケで三九〇～七六〇ppm、生シイタケでは一七〇〇～二二〇〇ppmという、異常なほど高い値のホルムアルデヒドが検出されたのである。九五年のことだった。

「目が痛いとか、異臭がするとか、腐らないといった事実は、これで説明がつきました。ホルムアルデヒドは中国でも安く、手に入りやすいので、おそらく殺菌に使われたのでしょう」

頭痛や吐き気などの症状を引き起こすシックハウス症候群を防ぐために、厚生労働省がWHO（世界保健機関）に倣《なら》って定めているホルムアルデヒドの室内濃度の指針値は〇・〇八ppm。空気中の濃度と食品中の濃度という違いはあるが、それにしても五〇〇〇倍から三万倍近く高いレベルが含まれていることになる。これはいったいどういうことなのか。

ホルムアルデヒドは殺菌剤や防腐剤のほか、接着剤や樹脂の原料として使われているが、食品衛生法によって食品への添加は認められていない。毒物及び劇物取締法の対象となる毒物である。化学物質の毒性について詳しい日本大学生物資源科学部の片瀬隆雄教授は言う。

「一〇ppmの気体をラットに吸わせ続けると鼻腔にガンができることが実験で証明され、発ガン性が確認されています。揮発性が高いので、気体を吸い込む吸入暴露と口から入る経口摂取の二通りのルートで人体に入ります。とくに、気体を吸うと血液に取り込まれて体内を巡るので要注意です。経口摂取の場合は発ガン性は確認されていませんが、強い防腐作用つまり細菌を殺す作用があるので、十分な注意が必要です」

人体の中毒症状としては、目や鼻への刺激によるクシャミやせき、じんましん、消化器の壊《え》死《し》、神経節細胞の破壊などが見られる。最近では、シックハウス症候群や化学物質過敏症の「主犯」として、その室内汚染が問題になっているのは、周知の事実だ。

では、ホルムアルデヒドは、シイタケ栽培にどのように使われたのだろうか。

Y氏自身は、シイタケ菌を接種する前の培地を殺菌するためにホルマリンを混ぜ込んでいる可能性を疑っていた。だが、現地のブローカーから聞き出した話では、シイタケ菌を接種する前に、栽培に使う施設内を消毒殺菌するのに使っているという。この点については、林野庁林政部のある幹部も「施設の消毒にホルマリンを使っているというのを輸入業者から聞いたことがある」と証言している。

◆天然成分かどうかは不明

ややこしいことに、シイタケなどいくつかの食品には、天然成分としてホルムアルデヒドが含まれていることが明らかになっている。

国立医薬品食品衛生研究所などがかつて実施した調査結果によると、食べ物に含まれるホルムアルデヒドは乾シイタケがもっとも多く二四四ppm、生シイタケが五四ppm、キュウリとキクラゲが二ppmなどとなっている。このほか、ゴボウ、ネギ、ナス、ピーマンなどの野菜にもごく微量だが含まれている。シイタケはどうやら、高い濃度のホルムアルデヒドを天然成分としてもっている特殊な食べ物なのだ。

この事実が判明したため、厚生省（当時）は七〇年に「食品はホルムアルデヒドが検出されてはならない」という食品衛生法第七条の規格基準を削除し、天然に含まれるホルムアルデヒドについては法の適用除外にしたいきさつがある。

これについて、厚生労働省医薬局食品保健部基準課の吉田易範課長補佐は、こう話す。

「国民一人が一日に食べる乾シイタケの量が四・七グラムです。この国民平均摂取量やホルムアルデヒドを経口摂取した場合のＴＤＩ（一日耐容摂取量）から試算した結果、人体に影響がないと判断し、天然成分については適用除外としました」

したがって、中国産シイタケのホルムアルデヒドについても、人為的に添加されたものであれば販売の禁止などの措置が取られるが、天然成分であれば法的には問題ないことになる。

「もし通常の天然成分の範囲を超えるようなホルムアルデヒドが検出されれば、それが人為的に添加されたものかどうか調査し、添加されているものであることが確認された場合には、食品衛生法違反として摘発することになります」（厚生労働省食品保健部監視安全課・黒羽真吾専門官）

ところが、含有されるホルムアルデヒドが天然成分か否かを分析試験で判別する手立てはないという。現実には摘発されることはあり得ないわけで、厚生労働省の見解はまさに絵に描いた餅なのだ。

なぜシイタケが高濃度のホルムアルデヒドを天然成分として含有しているかについては、よくわかっていないが、やはり含まれているレンチニン酸などの物質が酵素によって分解される過程で生成されることは明らかになっている。シイタケ中のホルムアルデヒドを分析した経験がある神戸学院大学薬学部の山崎裕康教授は、次のようにアドバイスしている。

「天然成分のホルムアルデヒドは、安全面でまったく問題ありません。乾シイタケは水に戻せばほとんどのホルムアルデヒドが外に出てしまうので、気になる人は戻し水を捨てれば、取り込む量を減らすことができます。また、生シイタケの場合は傷がつくほどホルムアルデヒドの生成量が増えるので、なるべく傷の少ない新鮮なものを選ぶのが消費者の知恵と言えます」

◆激安の代償

林野庁によると、二〇〇〇年の乾シイタケの輸入量は九一四四トンで、その九八％が中国産となっている。国内生産量が五二三六トンだから、国内流通量の三分の二近くが中国産ということになる。乾シイタケはもともと日本の輸出品のひとつで、八〇年代なかばには三〇〇〇トン以上を輸出していた。ただし、このころから安い中国産の輸入が増え始め、八八年に初めて一〇〇〇トンを超えて輸入量が輸出量を上回り、九六年には国内生産量をも凌駕《りょうが》した。

一方、二〇〇〇年の生シイタケの輸入量は四万二〇五七トンで、その九九％が中国産となっている。国内生産量が六万七二二四トンだから、こちらはまだ国内流通量の四割弱にとどまっているが、九一年にはわずか一〇〇〇トンだったので、一〇年間で輸入量は四〇倍以上に増えたことになる。その結果、国内のシイタケ価格は暴落し、ネギやイ草とともにセーフガードが暫定発動されることになったのだ。

中国で原木を使ったシイタケ栽培の普及に努めている日中問題研究会の中村和弘理事による

と、対日輸出向けシイタケの生産基地は福建省、浙江省《せっこう》、広東省などの沿海州が中心だ。これらの地域では八〇年以降の鄧小平の改革開放路線に沿う形で、地域起こしの一環として広く栽培されるようになったという。

　だが、平野部では原木の調達がむずかしいために、菌床栽培が広がっていく。当初は培地に使うオガクズさえなかなか手に入らず、サトウキビや綿花のクズ、バナナの軸などを代わりに使っていた。これらの代替物を殺菌消毒するために大量の農薬が使われた、と中村理事は見ている。

「そういったひどい事態は、いまではだいぶ改善されたようです。しかし、日本の輸入業者は自分たちの利益を優先するあまり、実態を把握していながら消費者に知らせず、何の手も打たずに輸入を続けてきました。腐らないシイタケの原因はおそらくホルムアルデヒドだと思いますが、いずれにしても農薬に汚染されたシイタケを日本人に食べさせてきたのは許しがたいことですし、それを見逃してきた農水省の責任も大きい」（中村理事）

　ホルムアルデヒド汚染を明らかにしたＹ氏にしても、原因を突き止めただけで何もしなかったのである。

　日本食品分析センターが九八年に行った検査では、シイタケのホルムアルデヒドは二〇〇～五〇〇ｐｐｍと値が下がってきている。これについて、Ｙ氏は言う。

「現地のシイタケ生産農家が、農業科学院食用菌研究所の指導で高温蒸気殺菌という方法を取り入れたり、ホルムアルデヒドの使用を止めたりしているからと推測しています。それでも、まだ高い濃度で含まれているものがあります」

これが事実とすれば、一番ひどい時期はどうやら過ぎたようだが、いまも国産より高い濃度が検出されていることに変わりはない。中村理事は力説する。

「中国産でも原木栽培であれば、ホルムアルデヒドで殺菌する必要はまったくありません。だから、シイタケを食べる場合は、国産にするか、中国産でも最近増えつつある原木栽培のものにすべきでしょう」

もっとも、原木か菌床かは、店頭で売られているシイタケからは見分けがつかない。輸入業者の選択にかかっているのが現実だ。

天然成分である可能性が否定できないため、中国産シイタケから検出されるホルムアルデヒドが殺菌に使われたものと、ただちに断定はできない。しかし、こちらの盲点を衝く形で、高濃度に汚染された中国産が一〇年以上にわたって日本国内に流通してきた可能性は高い。

たしかに、中国産シイタケの価格は国産の三分の一と激安だ。しかし、汚染されていれば、生活習慣病の予防や治療の効果も意味がなくなってしまう。

やはり、国産シイタケを食べるべきなのである。

第2章　食卓に上る毒菜

◆激増する中国産野菜

二〇〇一年秋、全国にチェーン展開する大手スーパーの生鮮食品売り場をのぞいてみた。

中国産ネギは、安売りの目玉商品として三本（約四〇〇グラム）一〇〇円で投げ売りされている。千葉産のネギが、同じく三本一束で一九八円。中国産ネギのほうが若干細くて貧相に見えるのは、値段が先入観念として頭に入っているためだろうか。

中国産のショウガは一パック三個入りで一〇〇円。これに対して、高知産の表示のあるショウガが同じく一パック三個入りで二九八円。値段にかなりの落差があるが、商品は高知産のほうが明らかに高級感がある。中国産はいかにも安物という感じだ。それから、中国産のニンニクが一ネット三個入りで一〇〇円。青森産は一ネット二個入りで一九八円。こちらは、圧倒的に中国産のほうが見栄えがよい。

その一方、売り場で目立ったのは、その日の朝四時に収穫したことが書かれた朝穫りのトウモロコシや、生産者の名前と写真が紹介されたナスやネギである。

スーパーの店頭を見ると、安さが「売り」の中国産と、新鮮さや誰が作ったかがわかる安心感を「売り」にした地元・近隣産とが差別化され、共存しているのがわかる。

ここ一〇年ほどの間に、日本人の食卓に起きた大きな変化のひとつが、輸入野菜とくに中国産野菜の激増である。財務省の貿易統計によると、二〇〇一年の野菜の年間輸入量（イモ類、キノコ類を含む。生産野菜、冷凍野菜、塩蔵等野菜などの合計）は二七一万トンで、金額にすると三八〇〇億円に上る。一〇年前に比べて、輸入量で倍増、金額でも一・六倍となっている。農水省の調べで、二〇〇〇年の国内生産量が一八〇七万トンだから、輸入野菜をすべて生鮮に換算した場合、国内に出回っている野菜の一七％弱が輸入ものということになる。

輸入先のトップは中国で、年間輸入量は一三八万トンと全体の五一％を占める。とくに生鮮野菜は四八万トンで、一〇年前の一六倍と激増ぶりが目立っている。ネギ、エンドウ、里イモ、シイタケ、ニンニク、冷凍ホウレンソウ、冷凍里イモ、冷凍ゴボウ、塩蔵ラッキョウなどは、実に輸入の九九％が中国からである。

中国産野菜の最大の特徴は、とにかく安いことだ。国産価格の三〜五割という激安品が大量に入ってきたために、二〇〇〇年から〇一年にかけて主要な野菜の価格が軒並み暴落し、ただでさえ生産者の高齢化や後継者不足に悩む野菜産地は壊滅前夜と言ってよい。このため、日本政府は〇一年四月二三日、中国から輸入されるネギ、生シイタケ、畳表(イ草)について、日本では初めてとなるセーフガードを暫定発動した。これに対して中国政府は六月二二日、セーフガードの撤回を求めて、日本製の自動車、携帯電話、空調機器の三品目に特別関税を課する報復措置を発動。一時は「中日貿易戦争」(中国

図1　生鮮野菜の中国からの輸入量の推移

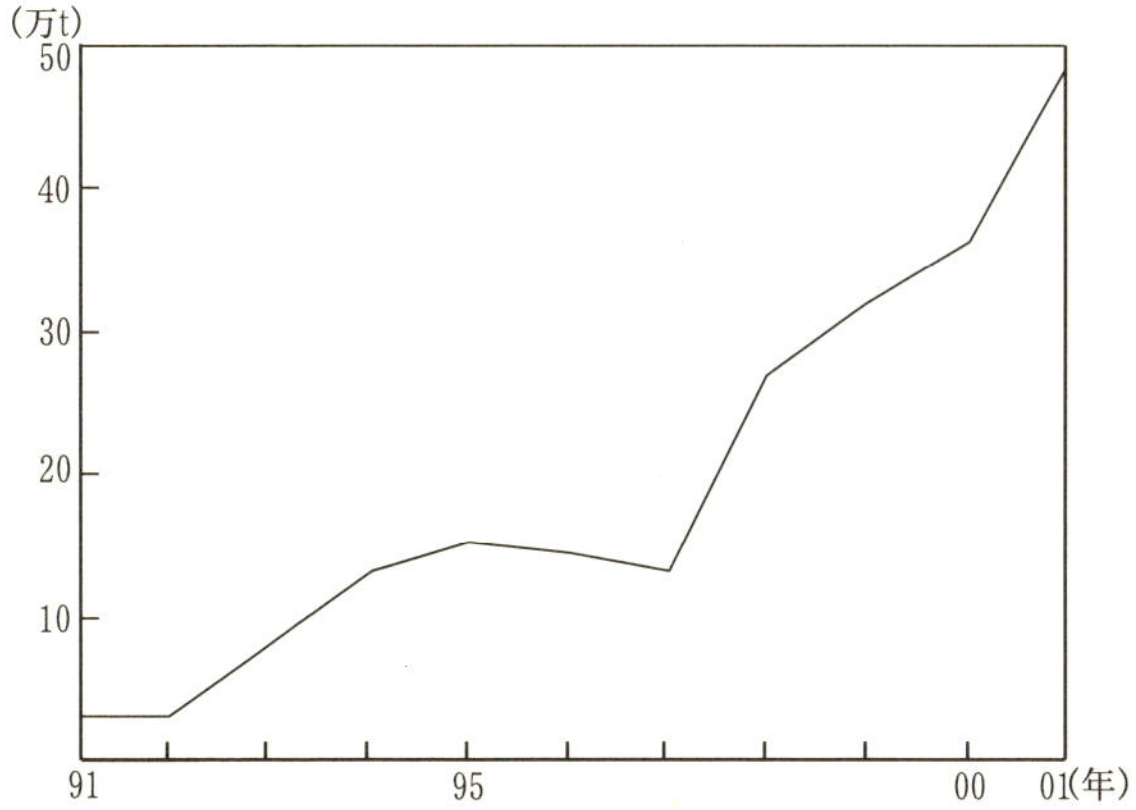

(出典) 野菜供給安定基金『2000年版野菜輸入の動向』など。

表2　おもな生鮮野菜の中国からの輸入量の推移 (単位：トン)

	92	94	96	98	00(年)
ゴボウ	—	—	—	—	68,501
ネギ	5,175	7,827	8,707	16,987	41,750
ショウガ	4,205	23,920	29,682	29,695	45,498
シイタケ	—	24,114	24,348	31,374	42,040
ニンニク	6,503	10,110	22,968	26,625	29,154
玉ネギ	60	2,788	7,208	32,397	27,078
里イモ	1,715	28,756	25,403	6,119	20,335

(注) 92・94年の里イモは、長イモを含む。
(出典) 図1に同じ。

共産党の機関紙『人民日報』）の様相を呈していく。

ところが、「わが国は、自由貿易の最大の恩恵を受けている国」（平沼赳夫・経済産業相）であるため、保護主義的と言われるセーフガードの本発動には産業界などからの批判が日に日に強まった。政府は二〇〇日間の暫定発動の期限が切れる一一月、本発動の見送りを決断。話合いで決着する道を選んだのである。

なお、日本の野菜需要のうち家庭で消費されるのは四五％にすぎず、残りの五五％は外食や中食《なかしょく》（惣菜などを店頭で買って自宅で食べること）、それに加工食品産業が占める。農林中金総合研究所の蔦谷《つたや》栄一常務取締役は、「外食などの業務用需要の増大が、輸入野菜が激増する大きな要因となっています。スーパーも旬《しゅん》を無視して安定供給する戦略を取っており、中国産野菜の輸入はすでに構造的なものになりつつあります」と分析している。

◆開発輸入で経済植民地に

中国産野菜といっても、パクチョイや菜心（チョイサム）などおもに中華料理専門店で使われる独特の野菜を除けば、日本産と比べて外見からはほとんど見分けがつかない。ちなみに菜心は三〇センチほどの茎の先端に逆ハート型の細長い葉がついた野菜で、芯取り菜ともいう。

さて、食卓に上る中国産野菜は、どこでどのように作られたものが、どういうルートで運ばれてくるのだろうか。

日本の三大スーパーのひとつであるイオン（旧ジャスコ）の場合、商社を通さずに自社グループで国内外の産地を開発する「究極の開発輸入」戦略をとっている。中国とアメリカを中心に世界一七の産地で青果物を契約栽培し、二〇〇〇年には年間五四〇〇トン余りの野菜を輸入した。たとえばネギについては、九四年から中国での開発輸入に取り組み、九八年ごろからは「国産と変わらない品質を生産・出荷できるようになった」という。その結果、二〇〇〇年の年間輸入量は五六トンに達し、年間を通じて一束一五〇円台から高くても一九〇円台という価格帯を維持している。

中国をはじめとした安い野菜を輸入する理由について、イオンコーポレート・コミュニケーション部の末次賢一さんは、こう説明する。

「相場や不作を理由に価格がぶれるのは、顧客にとって不満の原因になります。価格を平準化することが、野菜を開発輸入する大きな目的のひとつなのです」

開発輸入については、農水省の外郭団体である野菜供給安定基金が、九九年に山東省で日本向け輸出用ネギの調査を行った。その報告書によると、現地の農家は村単位で食品公司《コンス》（公司は日本でいう企業）と呼ばれる現地企業と契約を取り交わし、日本の種苗会社から一括して日本人が好む品種の種子を購入。商社や種苗会社の技術者から肥料や農薬の使用などについての技術指導を受けて、栽培する。そして、食品公司が集荷し、加工場で日本の規格に合った形で選別して、出荷するのである。

食品公司は日中合弁企業の場合と中国単独資本の場合があるが、栽培から輸入までを日本の商社や食品メーカーが仕切っていることには変わりない。つまり、輸入野菜急増のシナリオは、実は日本企業が仕掛けたものだった事実を、この調査結果は明らかにしているわけだ。たしかに、中国政府は過剰生産気味の野菜の輸出を奨励している。だが、中国側はいわば受け身の立場で、日本企業の誘いに乗っただけだったのだ。だから、ネギなど三品目についてセーフガードが暫定発動されたことは、「二階に上がらせておいて、いきなり梯子《はしご》をはずす」ようなもので、中国現地の食品公司のスタッフや農家が激しく怒ったのは当然だった。

ネギの栽培基地は、他の輸入野菜と同様に、山東省、江蘇《こうそ》省、安徽《あんき》省など東部で輸出港に比較的近い州が中心となっている。整備されただだっ広い高速道路を使って、産地から青島《チンタオ》などの輸出港まで輸送するのにトラックで一日、船で日本各地の港まで二〜三日、港の倉庫から店頭に運ばれるまで一〜二日。だいたい収穫から一週間で店頭に並ぶと考えてよい。コンテナによる輸送が多く、鮮度維持が必要な場合は、零度前後の低温で管理できるハイテクコンテナが使われる。

この調査に同行した日本施設園芸協会の高澤良夫技術担当部長は、「現地企業は日本側の注文に沿って、農家から野菜を引き取る段階で選別したうえに、加工場でさらに厳しい選別を行って品質を確保していた」と話した。ただし、こうした純度の高い開発輸入は限られたケースで、農水省では全体の二割程度と見ている。

それにしても、この調査結果を見るかぎりでは、中国産とは名ばかりで、中国の土地と安い労働力を使って、日本人が食べる野菜を作っているだけのことなのだ。これでは、経済的な植民地にしているといっても、言いすぎではないだろう。

農水省農林水産政策研究所の篠原孝所長は、こうした開発輸入を手厳しく批判する。

「日本の二〇分の一から三〇分の一という中国の低賃金を利用して儲けているだけで、搾取以外の何物でもありません。日本がそうであったように、賃金は今後どんどん上昇しますから、利益が出なくなるのは時間の問題です」

◆農民団体の独自調査が明らかにした実態

日本企業の暗躍によって、これだけ中国産野菜が流入してきたにもかかわらず、つい最近まではとんど議論されてこなかったことがある。それが、安全性だ。

農産物を収穫した後に、貯蔵や長期間の輸送用にもう一度農薬を散布するポストハーベスト問題が八〇年代なかばに明らかになり、輸入食品の危険性がクローズアップされた。その後マスコミには大きく取り上げられなかったが、中国産野菜の残留農薬は二〇〇二年になって急増したわけでは決してない。

輸入農産物の残留農薬については、東京都立衛生研究所が都内のスーパーや市場で購入して毎年サンプル検査を実施し、結果を公表している。ただし、野菜の検査件数は少ない。その報告書を見ていくと、サヤエンドウ、ホウレンソウ、サヤインゲンなどから、国が定めた残留基準値こそ下回っているものの、パラチオンやパラチオンメチル、ジメトエートなどの農薬が検出されていることがわかった。

パラチオンとパラチオンメチルは有機リン系の殺虫剤で毒性が強く、稲につく害虫のニカメイチュウを防除するために日本でも使用されていた。しかし、第7章で述べるように五〇〇人を超える死者と多数の中毒者が出たため、七一年に使用が禁止されている。ジメトエートも有機リン系の殺虫剤で、野菜のハダニやアブラムシ、稲のウンカなどの駆除に効果がある。急性中毒の場合、全身のけいれんや意識の混濁、呼吸困難などが引き起こされ、死に至る。こちらはトマトなど一部の野菜に残留基準があるものの、それ以外はノーマークだ。

こうした状況について、東京都立衛生研究所食品研究科の永山敏廣課長補佐に尋ねた。永山氏は薬学博士でもあり、一〇年近くにわたって輸入農産物の残留農薬について調査研究を続けてきている。

「野菜についても残留農薬が検出されていますが……」

「輸入農産物については基準を上回るケースは何年かにひとつくらいで、問題ありません」

「はあ。でも使用禁止農薬もあります」

「基準値は安全率を見込んで定められています。万一、基準値を超える野菜を食べても、健康上に問題が起きる危険性はまったくないです」

「そうですか。まったく問題ないなら、残留農薬を検査するあなたの部署も必要ないということですね」

そう言うと、永山博士は絶句し、苦笑いしていた。

私の感覚では、中国産野菜から残留農薬が検出されていること自体が問題だと思うが、いまひとつ実態がはっきりしない。ほかにも中国産野菜を検査している研究機関はないだろうかと探すうちに、農民運動全国連合会（以下、農民連）の食品分析センターが検査していることがわかった。農民連は、日本の農業を守ろうと全国の農民や農民団体でつくっている連合組織だ。その報告書によると、二〇〇〇年一〇月から一二月にかけて国内のスーパーなどで売られていた中国産野菜について調べたところ、さまざまな残留農薬が検出されている。

①ゴボウ

食品衛生法で定められた残留基準値の〇・二ｐｐｍを大幅に上回る〇・六九ｐｐｍのＢＨＣが検出された。ＢＨＣは有機塩素系殺虫剤のひとつで、ヒトのリンパ球に染色体異常を起こすことがわかっている。発ガン性があるために、日本では七一年に農薬や殺虫剤としての使用が禁止された（シロアリ駆除剤や木材処理剤としての利用は続いた）。人体の中毒症状は、頭痛や吐き気のほか、呼吸困難、性機能障害などである。

②絹サヤ

基準値内ではあるものの、同じ有機塩素系殺虫剤のＤＤＴの一種であるｐｐ-ＤＤＥが検出された。ｐｐ-ＤＤＥもＢＨＣ同様、ヒトのリンパ球に染色体異常を引き起こし、発ガン性があるために、日本では八一年にすべての用途で使用が禁止されている。

③スナップエンドウ

催奇形性（親が農薬の影響を受けた場合に、胎仔や生まれた子どもに奇形が現れる）のある有機塩素系殺菌剤のキャプタンが検出された。これについては基準値すら設定されていないので、チェックしようもない。

④冷凍ホウレンソウ

ｐｐ-ＤＤＥやＢＨＣをはじめ、やはり発ガン性があるクロルピリホスやシペルメトリンな

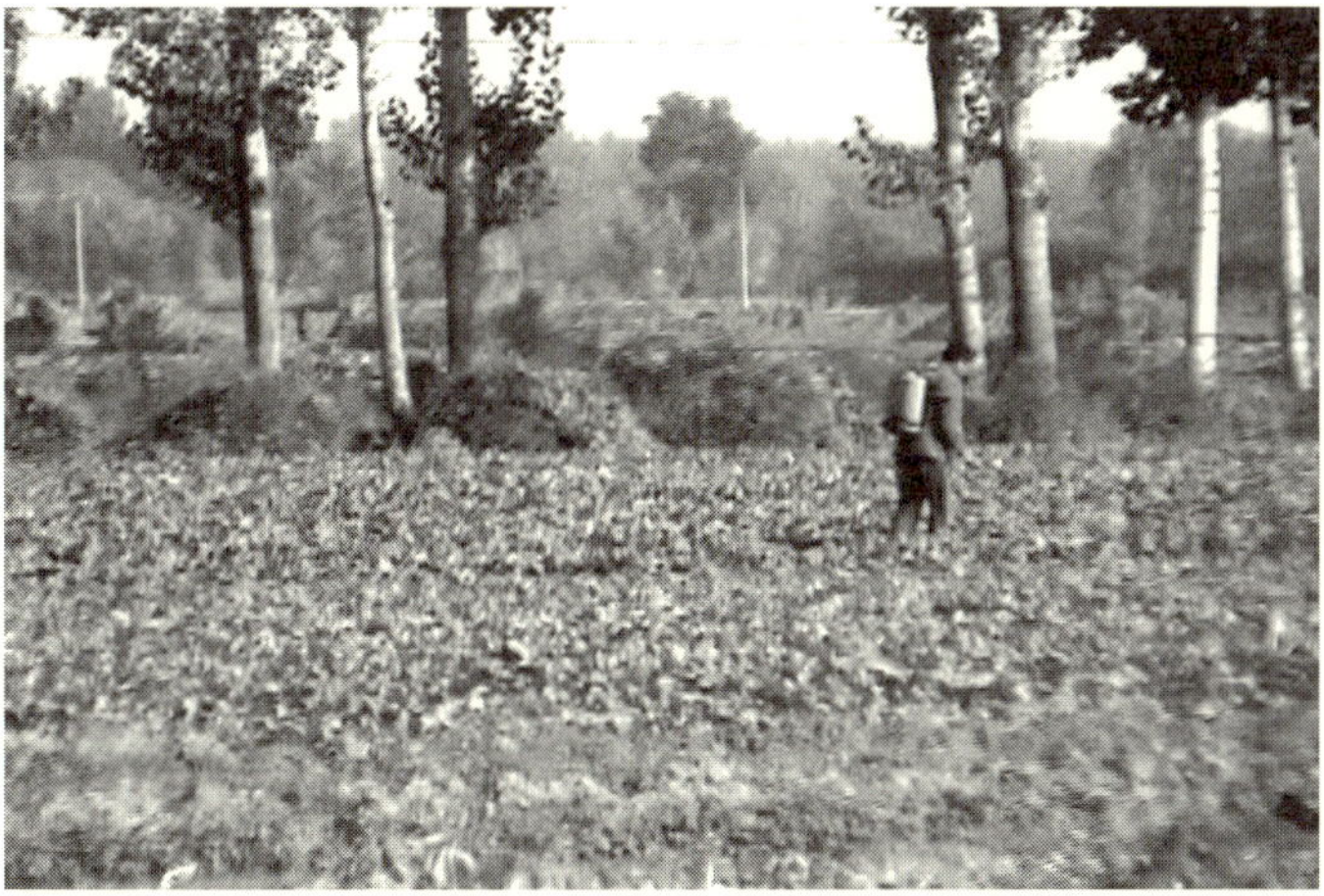
収穫直前のホウレンソウに農薬を散布する山東省の農民（写真提供：農民連）

ど六種類もの残留農薬が同時に検出された異常なケースもある。農薬まみれの野菜生産の一端をうかがわせている。

農民連のメンバーが二〇〇〇年に山東半島にある冷凍野菜工場を視察した際、工場近くの畑で収穫間際のホウレンソウに農薬を散布している現場を目撃している。農民に尋ねると、「農薬ではない。殺菌剤だ」と答えたが、そのメンバーは「農薬に間違いなかったので、あきれてモノが言えなかった」と話している。

残留農薬のラインナップを見るかぎりでは、中国産野菜の主たる問題はどうやらポストハーベストではなく、生産段階での濫用であるようだ。これについて、農民連食品分析センターの石黒昌孝所長は、以下のように推測している。

「農薬を三倍使って増産を！というスローガン

を掲げているところもあると聞いています。日本向けの野菜は、自分たちが食べるものではないし、日本の港で害虫が見つかるとくん蒸され、費用がかかります。それを防ぐためにも、使用禁止の農薬を含めて多量の農薬を使っているのではないでしょうか」

化学物質による食品汚染について詳しいアジア学院の田坂興亜校長（前・国際基督教大学教授）によると、中国では八二年に農薬を登録・規制する制度ができると同時に、ＢＨＣやＤＤＴ、有機リン系殺虫剤のメタミドホスなどについては使用禁止になっているはずだ。にもかかわらず、日本に輸入された中国産野菜から相次いで禁止農薬が検出されているのはなぜなのか。

農林中金総合研究所の阮蔚《ルアンウェイ》副主任研究員は言う。

「二〇〇一年になって、農産物の安全性を重視する無公害食品行動計画が始まりました。農薬の使い方なども厳しくなるということですが、逆に言えば、これまではかなりズサンに使われていたと推測できます」

◆急増する農薬残留基準のオーバー

厚生労働省が国内の検疫所で実施している水際検査ではどうなのか。担当の食品保健部監視安全課に尋ねると、ホームページで公表しているという。ホームページはもう何度も見ているが、そんな情報は見つけられていない。担当者にやり方を教えてもらって初めて、検査結果の情報にたどり着いた。

どうやるかというと、厚生労働省のホームページを開いて、「トピックス」という文字をクリックする。そうすると、各部局の一覧が出てくるので、「医薬局」をクリック。いくつかの項目のなかから、「輸入食品監視業務ホームページ」を選んで、「輸入食品等の食品衛生法不適格事例」をクリックすれば、最近の違反事例がズラリと出てくる。「統計情報」を探しても情報検索をかけても出てこないので、探し方を知らなければ、探し当てることはむずかしいにちがいない。

いずれにせよ、厚生労働省の残留農薬検査でもここ数年、中国産野菜の違反事例が目立ってきていた。同省のまとめによると、〇一年（一月一日から一一月二九日まで）に輸入した中国産野菜で、食品衛生法にもとづく農薬の残留基準をオーバーしていたケースは九六件に上った。九九年が一一件、二〇〇〇年が八七件だから、この二年で急増していることがわかる。

違反が摘発された中国産野菜は、スナップエンドウがもっとも多く四八件で総重量が三八一トン。ついで、サヤエンドウが三五件で二八二トン、菜心が三件で二八八キロ、豆苗《トウミャオ》（エンドウの若いつる先と葉を摘んだもの）が三件で二二〇キロなどである。

残留農薬の種類は、シペルメトリンやフェンバレレート、クロルピリホスなどだ。違反事例の一覧を見ると、関西空港に空輸された菜心から三・九ｐｐｍのフェンバレレート（残留基準値一・〇ｐｐｍ）が検出されたのをはじめ、ケール（青汁に使うアブラナ科の野菜で、ホウレンソウに似ているが、葉が縮れている）から三・三ｐｐｍのシペルメトリン（残留基準値一・〇ｐｐｍ）が、パクチョイから四・一ｐｐｍのクロルピリホス（残留基準値二・〇ｐｐｍ）が検出されている。

シペルメトリンとフェンバレレートは、いずれもピレスロイド系と呼ばれる農薬だ。除虫菊に含まれる天然成分に似た化合物なので安全とされてきたが、急性中毒の場合は嘔吐や下痢、頭痛などを引き起こす。アメリカ科学アカデミーは、シペルメトリンを発ガンの危険度の高い農薬としている。田坂校長も、「天然成分に似ているといっても、あくまで合成品であることを忘れてはなりません。環境ホルモンの疑いもあり、注意が必要です」と警告する。

クロルピリホスは有機リン系の殺虫剤で、シロアリ駆除剤にも使われる。発ガン性や遺伝毒性が確認されているほか、急性中毒の場合、全身のけいれんや意識の混濁、呼吸困難などの中毒症状が引き起こされ、死に至る。また、ホルムアルデヒドと同様に、シックハウス症候群の原因のひとつとして問題になっている。

このように違反事例が急増しているのはなぜなのか。その理由について、厚生労働省検疫所業務管理室の今川正紀専門職は言う。

「中国からの野菜の輸入が増えるのにともない、検疫所での検査も厳しくなっています。ひとつの野菜について二回違反があると、違反した業者だけでなく、すべての業者を対象に全品検査が行われます。業者が自らの負担で検査し、結果を検疫所に報告するのですが、食品衛生法にもとづく強制命令ですから、検査を拒否すると輸入できません。だから、業者側も検査をせざるをえないのです。違反が見つかると検査が強化されるため、イモづる式に違反事例が増えたという側面もあると思います」

つまり、検査でひっかかってきた野菜については、以後も突っ込んだ検査が行われるので違反事例が増えるが、ひっかかってこないものについては眠ったままになっている、ということなのだ。農民連の調査結果と違反している野菜の品目も農薬の種類も大半が違っているわけは、どうやらこのあたりにあるようだ。

◆お寒い水際の防御体制

農薬に汚染された野菜は水際で摘発されるケースがある一方で、一部が国内に流通してしまっていることを農民連の調査結果は示している。そもそも、厚生労働省の防御体制はどうなっているのだろうか。

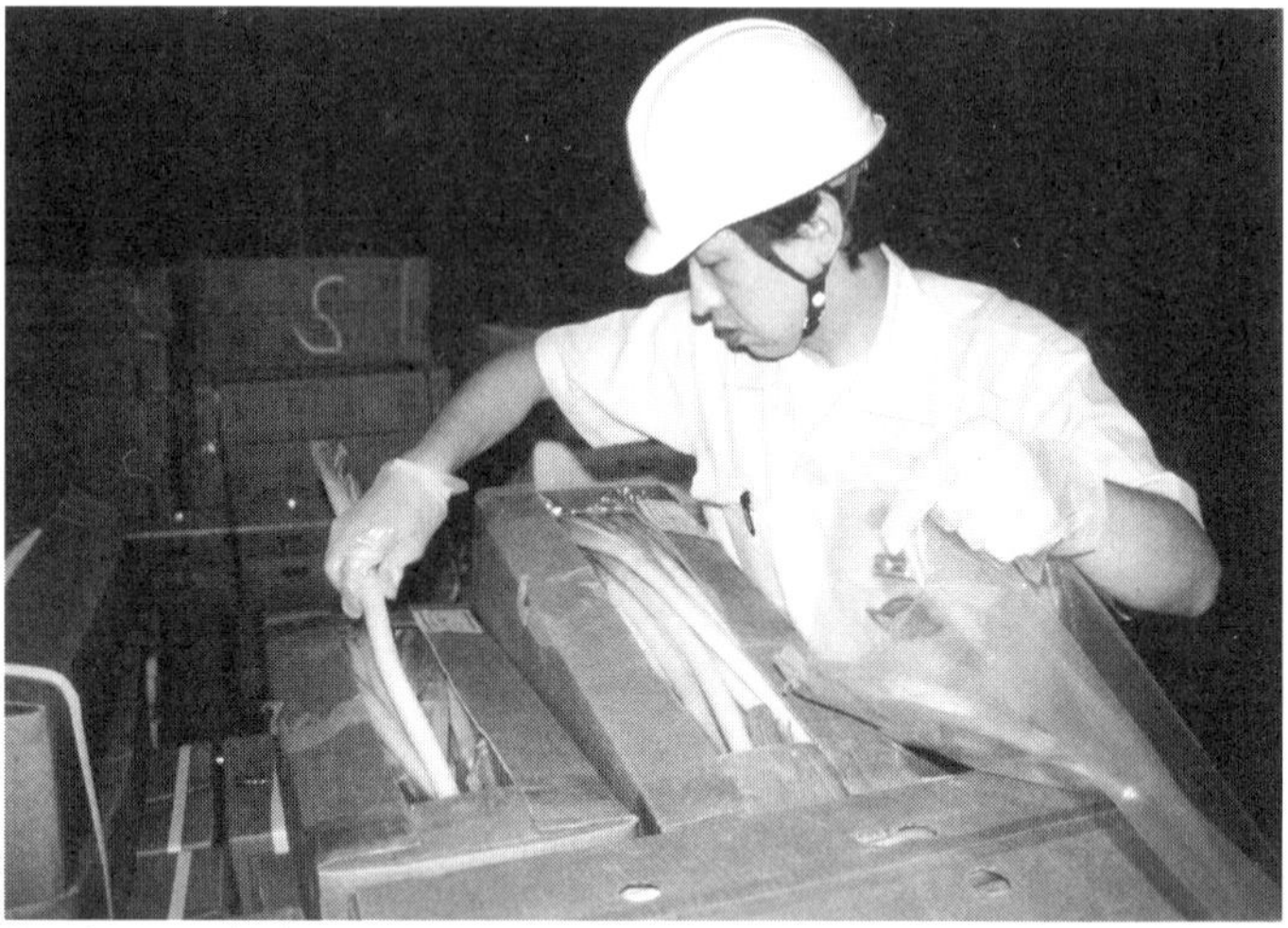

中国産のネギを検査のためにビニール袋に詰める食品衛生監視員(横浜港・出田町埠頭)

〇一年の夏、私は横浜検疫所に所属する食品衛生監視員に同行して、輸入野菜の検査を取材する機会を得た。申し込みをしてから一カ月後のことだ。業者が不利益を被らないようにという「配慮」から、業者名や場所が一切わからないようにする、業者には一切取材しない、などの厳しい制限がついたが、他の検疫所には門前払いされていたので幸運だった。

この日の検査対象は、横浜港の西北にある出《で》田町《たまち》埠頭の倉庫。出田町埠頭は、中国産をはじめ輸入野菜が陸揚げされる横浜港の拠点のひとつだ。

薄暗い倉庫に入ると、温度は一度。吐く息が白い。食品衛生監視員の後について、巨大な倉庫内を進むと、一番奥の一角に中国産ネギとゴボウがまとまって積まれていた。監視員はさっそく複数の段ボール箱を開けて一〇本ほどのネギを取り出し、ビニール袋に詰め始める。「規定に従ってサンプルを一キロほど集め、持ち帰って残留農薬の検査をするんです」と、もうひとりの監視員が教えてくれた。

この時期は入荷量が少なく、ネギがコンテナ一個分（約三〇〇〇箱）、ゴボウがコンテナ二個分にすぎなかったが、需要期の冬には大量の積荷で倉庫が満杯になるという。

中国産ネギは葉や根がきちんと切りそろえられ、スーパーの店頭で見るネギと変わらない。箱には「新鮮ネギ」と日本語で書いてあるだけで、中国産の表示はなかった。収穫から五日は経っているはずなのだが、色艶がよく、新鮮に見えるのは、なぜだろうか。

野菜を含めた食品については、全国の主要な港や空港三一カ所に設置された厚生労働省の検疫所が水際での検査にあたっている。ところが、輸入野菜だけでも三〇〇万トン近くに達するにもかかわらず、食品衛生監視員は二〇〇二年六月現在で総勢二六八人にすぎない。現在の人員体制について、税関行政研究会の大槻敏彦事務局長はこう指摘する（税関行政研究会は、税関の職員で組織する全税関労働組合の有志が八九年に設立し、輸出入に関する調査や提言活動を積極的に続けている）。

「二〇〇〇年の統計で、食品衛生監視員が自ら行った行政検査は全体のわずか三・四％、指定検査機関への委託検査を含めても検査率は全体の七・二％にすぎません。検査率は一〇年前

図2　下がり続ける輸入食品の検査率

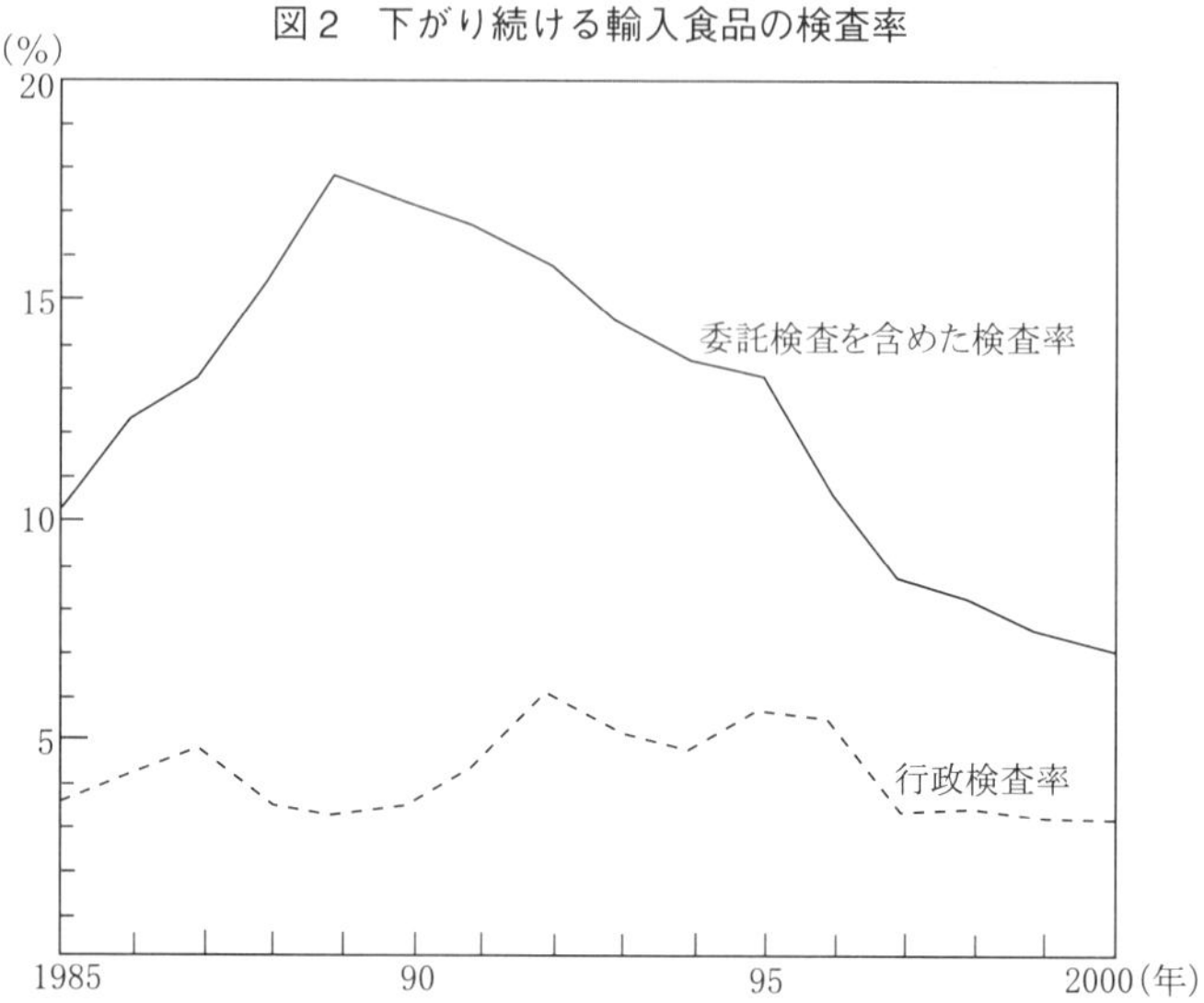

の半分以下に落ち込み、輸入の激増にほとんど対応できていないのが実情です」

つまり、輸入野菜を含めた輸入食品全体の九割以上がノーチェックのまま、日本の国内市場に出回ってしまうというわけだ。

これについて、食品保健部の梅田浩史衛生専門官は、「すべての食品について書類審査を行っており、過去に違反があった業者については一〇〇%命令検査を実施しています。さらに、事前の輸入相談や情報収集で違反を未然に防ぐ努力をしているので問題ないと思います」と話している。だが、これは表向きのコメントであって、担当部局が人員不足で困っているのは間違いない。

取材過程で入手した総務省行政評価局（前の行政監察局）の「食品の安全・衛生に関す

る行政監察結果報告書」（二〇〇〇年一〇月）によると、厚生労働省はモニタリング検査の信頼性を確保するために年間五万件の検査が必要だと試算している。ところが、実際には九八年度で三万七〇〇〇件にとどまり、検査の信頼性が確保できない事態に陥っているのである。

また、輸入業者が検査への協力を拒否したために検査の実施を見送る事例も多い。神戸検疫所の場合、残留農薬のモニタリング検査の実施率は九八年度で五九％にすぎない。つまり、業者がコンテナ移動費の支払いを拒んだり、箱を開けて検体を採取すると商品価値がなくなると抗議してきたりした場合には、検査を諦めているわけだ。「ひとつの野菜について二回違反があると、すべての業者を対象に全品検査が行われます」という今川専門職の話は所詮、建前にすぎないということだ。

さらに情ないのは、情報提供に関する不備だ。報告書によると、残留農薬が基準値を上回るケースが見つかっても、厚生労働省が都道府県に違反情報を提供するまでに一～四カ月もかかっている。なかには、一〇カ月も経ってからようやく情報提供するといったズサン極まりないケースも見られた。その結果、ホウレンソウや絹サヤ、パクチョイなどについては、農薬の残留基準値を超えながらまったく回収されなかった事例もあったことが明らかになっている。

一方、都道府県が九六～九八年の三年間に実施した輸入食品の検査で発覚した違反事例五一件のうち、三分の一にあたる一七件については厚生労働省に報告が行われていなかった。残りの三四件については、報告は行われていたものの、厚生労働省が受けた報告を整理しておらず、他の都道府県への情報提供があったのかどうかすら不明だったという。

ここから浮かび上がってくるのは、数少ない摘発事例ですら適切に処理できていない、お寒い実態である。

監察結果を受けて、厚生労働省では二〇〇一年末から「一カ月以内を目標に、違反事例をホームページで公開する」ことにした。だが、残念ながら、生鮮野菜は一カ月後にはとっくに消費者の腹の中に納まっている。

◆くん蒸という関所

輸入野菜には、もうひとつ忘れてはならない関所がある。それが、植物検疫だ。国内の農業生産に被害をもたらす病害虫を水際で防除するもので、国内の港と空港一三七カ所に、七八三人の植物検疫官が配置されている。ちなみに、植物検疫官は病害虫の防除を仕事とする農水省の専門職員で、食品の安全性をチェックする厚生労働省の食品衛生監視員とは異なる。貨物、携帯品、郵便物などをチェックし、苗木などについては一定期間にわたってほ場で栽培して、病害虫の有無を調べる隔離検査を行うケースもある。

植物検疫によって、どの程度、病害虫が摘発されるのか。横浜港の検疫データを見ると、驚いたことに不合格のケースがべらぼうに多い。

たとえば、二〇〇一年四月九日～一五日の週で、横浜港に陸揚げされた中国産ネギ一四二トンのうち一二六トン、実に八九％が不合格となり、くん蒸を受けているほか、中国産玉ネギ一五〇トンのうち一一六トン（七七％）が不合格となっている。また、五月七日～一三日の週では、ニュージーランド産玉ネギ四一九トンがすべて不合格。一月一日～七日の週では、アメリカ産玉ネギ六六三トンが全量不合格となっている。これについて、横浜植物防疫所の統括植物検疫官は言う。

「いずれも、ネギアザミウマの成虫とアザミウマ科の幼虫が見つかったためです。不合格になると、くん蒸するか廃棄するかを業者が決めますが、このケースはいずれも全量がくん蒸されています。大量の不合格が出るのは珍しいことではありません」

では、輸入野菜全体ではどうなっているのか。全体のデータは、農水省の『植物検疫統計』という分厚い冊子にまとめられていることがわかった。それによると、二〇〇〇年に輸入された生鮮野菜（冷凍野菜を含む）の検疫件数は一三万七七五八件で、一二〇万七七三八トン。このうち消毒（くん蒸）が全体の二九％にあたる三五万一三四九トン、廃棄が一二九二トン（〇・一％）で、輸入野菜全体の三割がくん蒸されたことになる。

輸入先国・品目を個別にみると、中国産ネギでは一万一三三八トン（三一％）がくん蒸され、三五トンが廃棄された。このほか、中国産キャベツ五三六五トン（四五％）、アメリカ産ブロッコリー二万三六四二トン（三五％）、メキシコ産アスパラガス四二九三トン（八八％）などが、くん蒸されている。

くん蒸の安全性は大丈夫なのだろうか。日本の場合、くん蒸に使われる薬剤は、害虫によって二種類ある。ひとつはアザミウマ、アブラムシ、カイガラムシなどに使われる青酸ガス、もうひとつは蛾の幼虫やハモグリバエなどに使われる臭化メチルである。

青酸ガスについては、噴霧後すぐに揮発してしまい、野菜に残留することはほとんどないと言われるが、問題は臭化メチル（メチルブロマイド）だ。田坂校長は「臭化メチル自体は気体なので飛んでしまいますが、タンパク質や脂肪と反応して臭素の化合物として残留するので要注意です」と注意を促す。臭素には、慢性的に摂取した場合、発疹や精神機能障害を起こす毒性がある。このため、四四種類の農産物について、食品衛生法で総臭素として二〇～一八〇ppmの残留基準が設定されている。

東京都立衛生研究所が九八年に実施した検査では、イチゴ、チェリー、バナナなどの輸入果物、玄そば、小麦粉、トウモロコシ粉などの穀類、紅茶やウーロン茶から、一～四六ppmの臭素が検出された。野菜については残留基準が設定されていないために検査されていないが、これだけくん蒸されている以上、臭素の残留は間違いない。果物や穀類のように検査を行うと同時に、早急に残留基準の設置を検討すべきである。

◆負の多重リスク

このように、中国産に限らず、輸入野菜にはさまざまな負のリスクがつきまとう。どのようなリスクがあるのか、ここで整理しておきたい。

第一は、くん蒸のリスクだ。前述したように輸入野菜全体の三割がくん蒸を受け、病害虫の多い夏の時期には船積み野菜の一〇〇％近くがくん蒸されることも珍しくない。くん蒸によって野菜はさらに汚染されるわけだが、病害虫の侵入を防ぐためにはやむを得ない。つまり、輸入するうえで避けて通れない必要悪なのだ。

「食べる人の健康に問題のないレベルだ」と言う人もいるが、少なくとも病害虫が駆除されているという事実を忘れてはならない。ある輸入商社の社長は「中国産野菜の品質がどんなに向上しても、くん蒸を受けるマイナスだけは、いかんともしがたい。有機野菜というのは虫がついているものだから、少なくとも輸入の有機野菜はあり得ない。逆に言えば、有機野菜は（冷凍を除いて）国産の専売特許と言える」と話している。

第二は、ポストハーベスト農薬のリスクだ。中国から輸入される野菜は船便の場合、収穫から店頭に並ぶまで、だいたい一週間はかかる。ましてや、アメリカや中南米からの品物は一カ月前後もかかるので、保存性を高めるための工夫が必要になる。そのひとつがポストハーベストで、収穫後に農薬を散布して日持ちをよくするのである。山東省の対日輸出用ネギ加工場を視察したJAふかや（埼玉県）の担当者によると、泥のついたネギを洗って皮をむき、日本向けの規格にカットして箱詰めする過程で、二回にわたって塩素殺菌しているのを確認したという（ただし、中国産野菜全体については実態がわかっていない）。

第三は、栽培過程における農薬汚染のリスクだ。中国産野菜の安全性に関する最大の疑惑は、この点にある。使用禁止農薬が検出されたり、何種類もの農薬が一度に検出されたりしているほか、中国産シイタケが腐らないことは第1章で報告したとおりである。

そして、第四は鮮度の劣化と、それにともなう栄養価の低下である。シイタケでは一八ページで述べたように、コレステロール値を下げるエリタデニンの含有量が収穫後しだいに下がり、四日で薬効を失うことがわかっている。一週間後に店頭に並ぶ中国産シイタケからは、生活習慣病を予防する効果が失われているのだ。

また、女子栄養大学の吉田企世子教授らは、アメリカ産と国産のブロッコリーの成分を比較する研究を行った。それによると、外観や歯ごたえは変わらないが、主要な栄養成分であるβ

ていることが明らかになっている。

—カロチンとアスコルビン酸、それに還元糖の含有量が、アメリカ産は国産の八割にとどまっている。

先に紹介した輸入商社の社長は、自らも輸入を手がけているレタスについて断言した。

「ハンバーガーチェーンで使われている輸入レタスは、見た目はレタスに見える。だが、鮮度や栄養価の面で、すでにレタスとは言えない」

すべての輸入野菜の品質が悪いとは言えないが、四つの負のリスクを背負っていることは間違いない。輸入野菜はたしかに激安だが、安さばかりに目を奪われていると、とんでもなく危ない代物《しろもの》を食べさせられるハメになりかねないことを忘れてはならない。

しかも、輸入食品全体が抱えるリスクは、これだけではない。厚生労働省が水際で防除している対象だけでも、残留農薬のほかに次の六つがある。

①抗菌性物質、②食品添加物、③合成ホルモン剤、④菌・カビ毒、⑤放射能汚染物質、⑥遺伝子組み換え食品。

これらを二六八人のスタッフで監視しているというのだから、その監視体制が薄氷を踏むごとく頼りないことがおわかりいただけるだろう。

第3章　香港「毒菜」戦争

◆香港で中国野菜を探る

ペニンシュラやシェラトンなど超一流ホテルや店が立ち並ぶ九龍《カオルン》地区南端の尖沙咀《チムシャチョイ》から彌敦《ネイザン》道《ロード》を北へブラブラと歩く。といっても、大通りは車や二階建てバスで混雑し、地下鉄の駅周辺は人だらけだから、喧騒のなかを歩くのである。

一キロほど行くと、宿泊している安ホテルのある佐敦《ジョルダン》に至る。さらに一キロほど歩くと油麻《ヤウマ》地《ティ》だ。このあたりになると、大通りを一筋脇に入った裏通りはもうディープ・アジアといってよい。八百屋、鶏肉屋、乾物屋、魚屋、衣料品店などの露店が両側にぎっしりと軒を連ね、買い物客でごった返している。「これぞ香港」という感じだ。

とにかく雑然として、騒々しくて、賑やかで、活力に満ちあふれている。香港には、返還前の一九九七年春に旅行で来たことがある。四年半ぶりの今回も、街の風情はまったく変わっていなかった。

厚生労働省の水際検査や農民連の調査結果から類推すると、中国では農薬の多投や禁止農薬の使用が横行していると予想される。ところが、日本国内でいろいろと調べてみたものの断片的な情報ばかりで、実態がさっぱりわからない。

農水省や厚生労働省の担当部局も、中国との学術交流を進めている日本農薬学会事務局も、「把握していない」という素っ気ない回答だった。知っていて公表しないのか、本当に把握していないのかは、わからない。かりに、これだけ中国産の野菜が流入しているにもかかわらず、まったく情報をつかんでいないとすれば、責任放棄もはなはだしく、実に情ない話である。

新聞社ルートで中国現地での取材の可能性を探ったが、公式に取材を申し込んで回答が出るまでに最低でも三カ月。しかも、通称「外事僑」と呼ばれる政府担当者が必ず付いて、不都合なことを取材させない仕組みになっているという。そこで、香港に目を付けた。

ご存知のように、香港は一八四〇年に勃発したアヘン戦争でイギリスの植民地になった。正確にいえば、一八四二年の南京条約で香港島を入手。その後、六〇年の北京条約で九龍地区の南部を永久割譲させ、九八年の北京条約では九龍地区北部と新界地区などの一〇〇年間の租借権を獲得した。こうして、香港はアジアにある大英帝国の出島として、経済的な発展をとげていく。

その期限が切れる一九九七年六月三〇日、香港はイギリスから中国に返還された。中華人民共和国香港特別行政区という一行政単位になったわけだ。この際、鄧小平が提唱した「一国家二制度」、つまり一つの国のなかに社会主義と資本主義を共存させるという、世界の歴史にも前例のない原則が適用された。外交と軍事以外は行政区の自治が尊重され、社会主義中国であるにもかかわらず、返還前同様に従来の自由経済体制や行政システムを維持することになったのだ。

返還後は中国から派遣された幹部によって実質的に支配され、中国化が進んでいることは推測されたが、香港であればまだ取材のやりようがあるにちがいない。そう考えた私はとりあえず、香港へ向かった。日本で集めた情報では、中国本土から運ばれる野菜を食べて農薬中毒を起こす事件が、香港ではいまだに相次いでいるようだった。

◆ドッチョイの恐怖

私が訪れた二〇〇一年夏、香港では毒菜事件が続いていた。残留農薬に汚染された野菜は

「毒菜」（ドッチョイ）と呼ばれ、市民から恐れられているのだ。

七月初旬には、国境に近い北部の上水《ションソイ》に住む一家五人がネギを食べて、農薬中毒を起こした。現地の新聞『東方日報』によると、一家五人がネギとショウガを添えて蒸した魚を食べたところ、舌や手足のマヒ、めまいや脱力感などの症状が起き、救急車で病院に運ばれたそうだ。日本の厚生労働省にあたる食物環境衛生署で調べたところ、食べ残されたネギから使用が禁止されている殺虫剤のメタミドホスが高濃度で検出された。衛生署ではメタミドホスによる農薬中毒と見ている。このネギは地元の市場で買ったもので、中国本土で栽培されたことがわかっている。

スーパーや八百屋で市販されている野菜を食べて農薬中毒になるケースなど、いまの日本では考えられないが、香港では日常茶飯事だという。食物環境衛生署のまとめによると、九七〜〇一年の五年間に起きた毒菜による食中毒事件は一二一件で、犠牲者は三二一人に上る。

毒菜について最初に話を聞いたのが、日本の消費者団体にあたる消費者委員会研究及審査部の鄭躍年《チェンユクニン》総主任だ。鄭総主任は「香港毒菜事情」の概要について教えてくれた。

「機関紙のバックナンバーを見ると、八八年の新年号に特集が出ており、そのころから毒菜による中毒事件が社会問題になっています。その後も続いたため、香港政府は取り締まりを強化したり、安全性を検査で確認した農場や野菜の認定を始めたりしました。最近はかなり減ってきています」

機関紙では、中毒にならないための野菜の食べ方が紹介されていた。これは、食物環境衛生署が九八年に作成した『毒菜』というタイトルのパンフレットにもとづくものだ。『毒菜』では、①一番外側の葉は捨てる、②きれいな水で何度も洗う、③野菜を水に一時間浸けるか、お湯に一分間浸け、その水やお湯は捨てる、④食べる前には十分に火を通す、などの自衛策をとるよう消費者に呼びかけている。

「政府と輸入業者、農場がそれぞれの立場から、野菜の品質と安全を確保する対策に力を尽くすべきです。本当は残留農薬がないのが一番ですが、そうも言っていられないので、消費者の側も中毒を起こさないよう、できるかぎりの注意を払う必要があるでしょう」（鄭総主任）

この日は他に取材が入っていなかったので、通訳のテレサ・イップさん（カトリックの洗礼名）と香港島北部の銅鑼灣《コーズウェイベイ》を歩いた。この一帯はワールドトレードセンター（ＷＴＣ）やタイムズスクエアなどがある香港島随一の商業地区で、イップさんによれば日本の新宿にあたるという。香港最大の崇光《そごう》や三越、西武など日本のデパートも店舗を出している。銅鑼灣の目抜き通りにある二つのスーパーで野菜を見た。

一つは、香港最大手のスーパーであるパークンショップだ。日本のデパートの野菜売り場と変わらず、高級感が漂う。ネギが一本六・四香港ドル（一〇二円）、ナスが一個三・八ドル（六

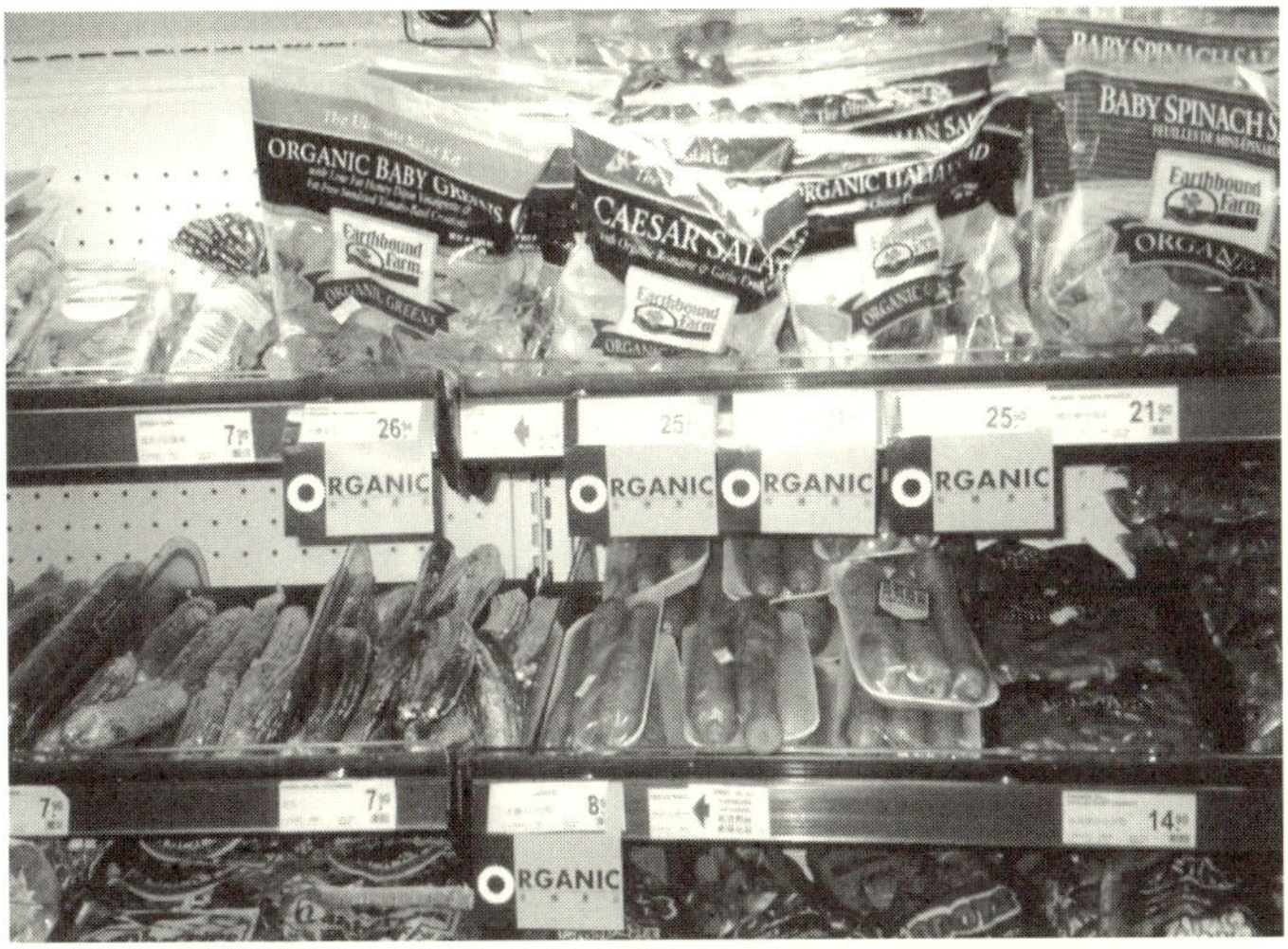

パークンショップの野菜売り場。オーガニックの表示が並んでいる

一円）、ニンジンが一本四・一ドル（六六円）。トマトは一パック小玉六個入りで四・九ドル（七八円）、有機トマトは同じ個数で一七・八ドル（二八五円）だった。いくつかの野菜に「有機」の表示があるほか、「新鮮野菜」という大きな看板がかかっている。その説明によると、売られている野菜は朝四時に広東省の農場で収穫され、八～九時に香港と中国本土との境で通関を済ませ、一〇時には店頭に並ぶという。

もう一つは、やはり香港最大手のスーパーのひとつであるウェルカム（惠康）だ。こちらは日本のスーパーに近い感じで、値段もかなり安い。ニンジンが六本七・九香港ドル（一二六円）、トマトが一パック大玉四個入りで五・七ドル（九一円）、オーストラリア産のトマトが同じ個数で一〇・五ドル（一六八円）、ブロッコリーが七・四ドル（一一八円）、日本産のキュウリが二本で五・七ドル（九一円）などとなっている。

日本の野菜価格と一概には比較できないが、少なくとも野菜に関して香港の物価がそんなに安くないことだけはわかった。そして、話を聞いた主婦の一人が、苦りきった表情で言ったのが印象的だった。

「毒菜はだいぶ減ってはきたようですが、いくら政府が取り締まってもなかなかゼロにはなりません。本当にどうしようもない、困ったことです。できるだけ安い野菜は買わず、高くても安全な野菜を選んでいます。自分の家族は自分で守らなければなりませんから」

◆「毒菜経理」に会う

香港に出回る野菜の元締めとも言える蔬菜統営処（卸売市場）は、九龍地区のはずれにある。見学したのは積荷が動くピークを過ぎた午前一〇時ごろだったが、広大な市場にはまだ竹籠に入った野菜が平積みになっていた。野菜の量の多さにも目を見張ったが、それ以上に立ち働く人の多さに驚いた。籠を引っ張る労働者たちが狭い通路をひっきりなしに行き交い、落ち着いて野菜を見ることもできないほどだ。

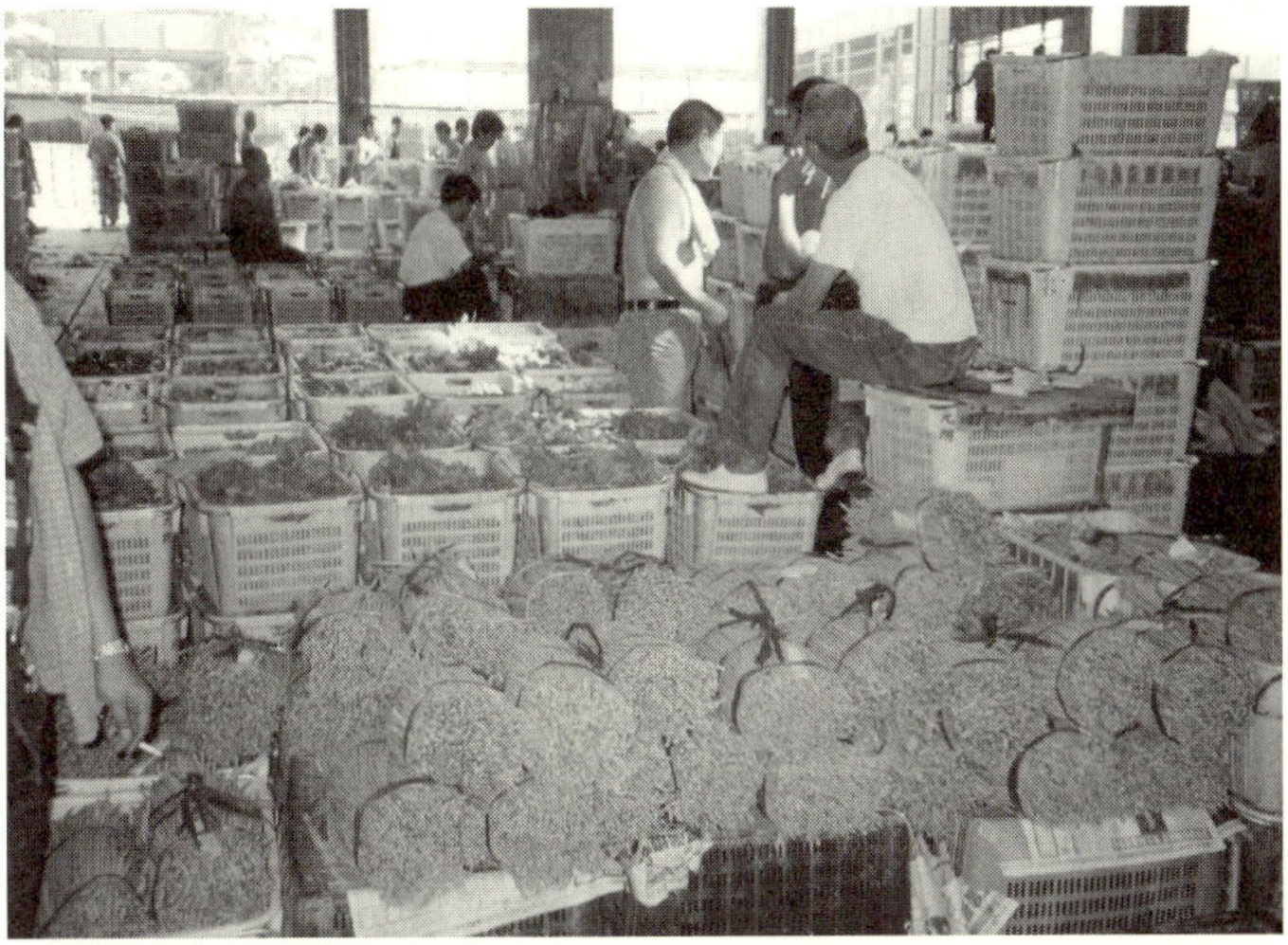

九龍の蔬菜統営処（卸売市場）。香港に流通する野菜の６割が集出荷される

蔬菜統営処では、事実上のトップである（組織上は処長が上にいる）黎國仁《ライコクヤン》総経理に会えた。黎総経理は「毒菜経理」として、香港では有名な人物のひとりだ。というのも、毒菜による中毒事件が起こるたびに、頻繁にテレビに登場するからである。

ちなみに、黎総経理に会えたのは、ひとえに通訳のイップさんの力による。イップさんは中国人の父と日本人の母をもつ日系香港人で、日本のテレビや雑誌の通訳兼コーディネーターをしながら、大きな仕事をいくつも手がけている。そのひとつが、二年連続で香港の最優秀テレビ番組賞を受賞したＡＴＶ（亞洲電視）のドキュメンタリーシリーズの通訳だ。また、映画スターの成龍（ジャッキー・チェン）や陳慧琳（ケリー・チャン）、歌手の故テレサ・テンらの通訳を務めるなど、イップさん自身も有名人なのだ。黎総経理とも知合いだったために、電話一本で取材ＯＫになった。

黎総経理によると、蔬菜統営処で取り扱われる野菜の量は二〇〇〇年度で年間二六万トンあまり、売上げは七億八〇〇〇万香港ドル（一二四億八〇〇〇万円）に上っている。一日の取扱い量は七二〇トンで、香港に流通する野菜の六割がここで集出荷されている。集まる野菜のうち、香港で栽培されているものは一〇％にすぎない。八五％は中国本土から「輸入」されたものだ（同じ国ではあるが、一国二制度によって経済体制がまったく違うので、物資の流通は外国からの輸出入と同様の手続きが必要となる）。ちなみに、残りの五％はアメリカやオーストラリア、ニュージーランドなどから輸入されている。

中国本土内の輸入先は、香港に隣接する広東省が九〇％を占める。国境に近い深圳《せん》市や東莞《とうかん》市、惠州《けいしゅう》市、北部の韶関《しょうかん》市などが主産地で、東莞市が約五〇％、深圳市が約二〇％を出荷している。中国内外の企業が集中立地して深圳市が巨大都市化、東莞市がＩＴ基地化するのにともない、産地はしだいに北へ移りつつある。

毒菜中毒事件が大きな社会問題になったことから、蔬菜統営処では八九年に処内に検査室を設け、取り扱う野菜の残留農薬を独自に検査してきた。四五分で結果がわかるので、汚染された野菜の出荷は止められるという。ちなみに日本の場合、早くて二日、多くは一週間以内をめ

図3　香港と中国南部

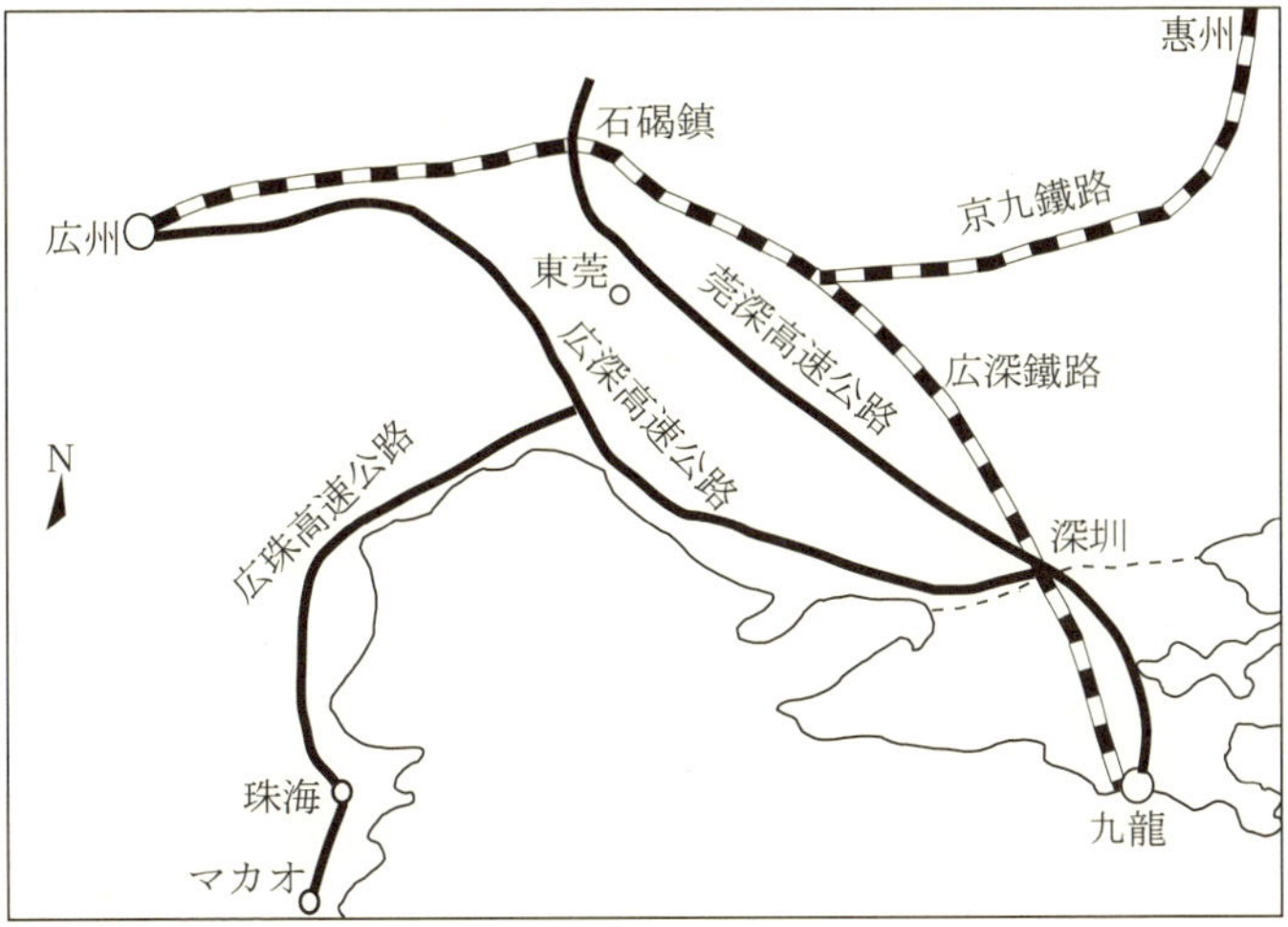

どに、検査結果が出されている。

抜き打ちで検査している野菜は毎日一八〇件。一日の取扱い量が三万カゴ（七二〇トン）だから、微々たる量にすぎないが、二〇〇〇年一年間の検査件数は四万二二一件に上っている。その結果、全体の一・九七％（中国産が一・七八％）にあたるサンプルから基準を超える残留農薬が検出され、廃棄処分された。毒菜が後を絶たない理由について、黎総経理は言う。

「中国本土の農場で働いているのは周辺の山村出身の農民なので、どうしても間違いが起こります。売上げが多いと賞金が出る制度があり、香港の相場が高いときにできるだけ量をたくさん出そうとするために、農薬散布後二週間待たずに収穫し、出荷してしまうのです。それで、クリスマスや正月で鍋に野菜を使う需要期

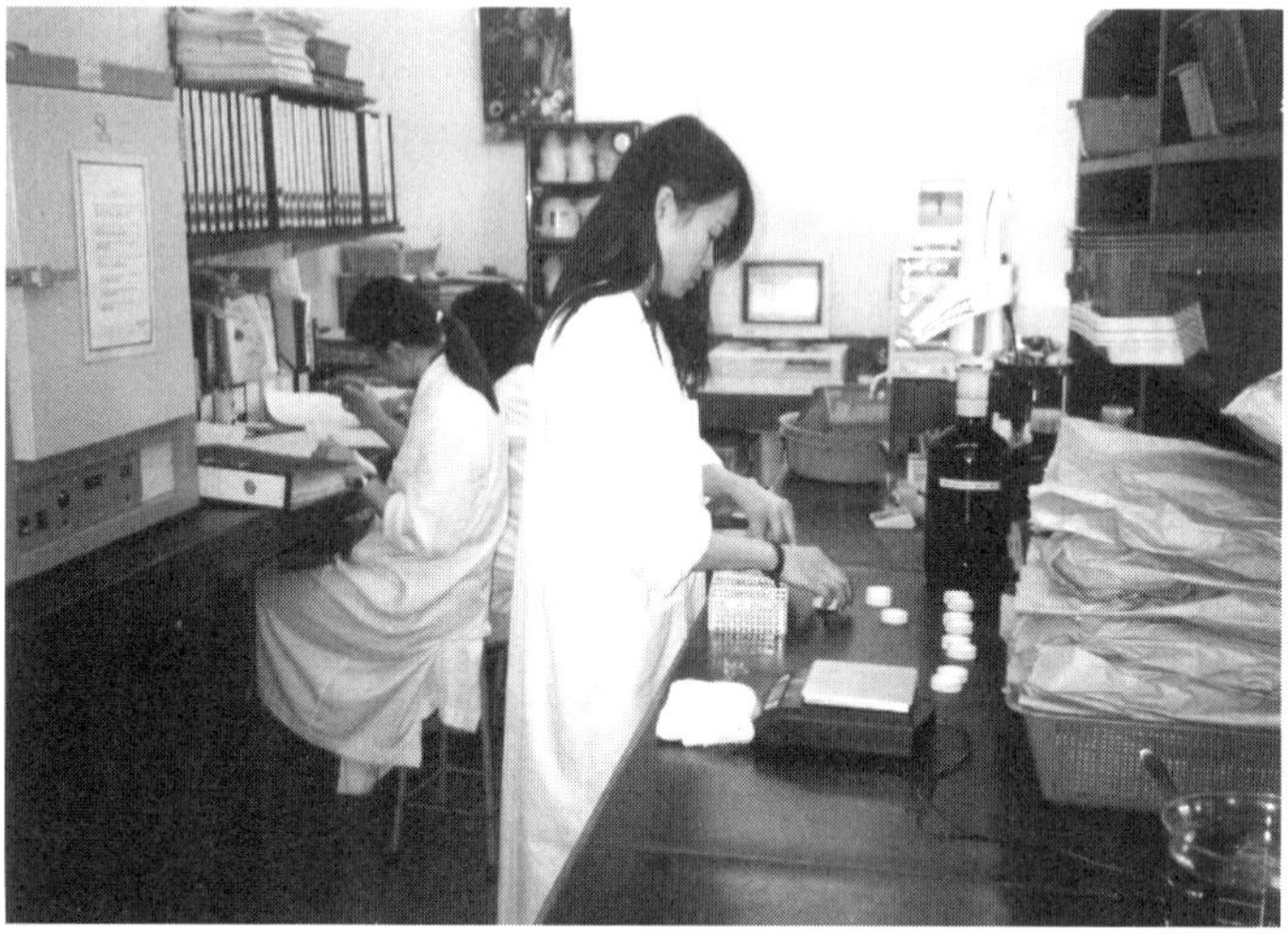

蔬菜統営処の残留農薬検査室

の一二月から一月と、台風で品不足になる七月から八月にかけて毒菜事件が多く起きています」

このため、蔬菜統営処では、新たに信誉農場制度をスタートさせた。これは、広東省の農場を対象に、土や水、使用農薬や化学肥料などをすべてチェックして、問題なければ蔬菜統営処が「信誉農場」というライセンス（証明書）を発行するものだ。二〇〇一年一一月現在で約一〇カ所の農場がライセンスを取得した。その多くは、香港人が投資したり経営したりしているという。また、野菜を売る側のスーパーや街の市場、野菜を給食に使っている病院などにも、「信誉蔬菜」のライセンスを与えている。

「もちろん蔬菜統営処でもチェックしますが、中毒を起こさないためには消費者が自衛することも大切です。野菜は必ずきれいに洗って一時間、水に浸けます。とくに葉と茎の境目をこすって洗ってください。炒めたり煮たりしてよく調理し、スープは飲まないほうがよいでしょう。とくに濃い緑色の野菜、油を使って料理した野菜、臭いがする野菜は、気をつけなくてはいけません」

さすがは毒菜経理と呼ばれるだけあって、話の後半はすっかり中毒予防の野菜調理講座に様変わりした。

◆香港・毒菜の全貌

毒菜を取り締まる食物環境衛生署には直接の取材は断られたが、ＦＡＸでの問合せには応じてくれたため、文書でのやりとりを繰り返した。その応答から少しずつ引き出した情報と周辺の取材から、しだいに香港における毒菜の全貌がわかってきた。

香港で毒菜が深刻な社会問題になったのは、八〇年代末から九〇年代前半にかけてである。公式な統計があるのは八八年以降で、八八年には年間三〇三件、四九一人の毒菜中毒者が出ている。その前年も一一月と一二月だけで一〇〇人以上に及び、大騒動になったという。九〇年代前半は、だいたい年間一〇〇～二〇〇人で推移している。毒菜のほとんどは、中国本土から

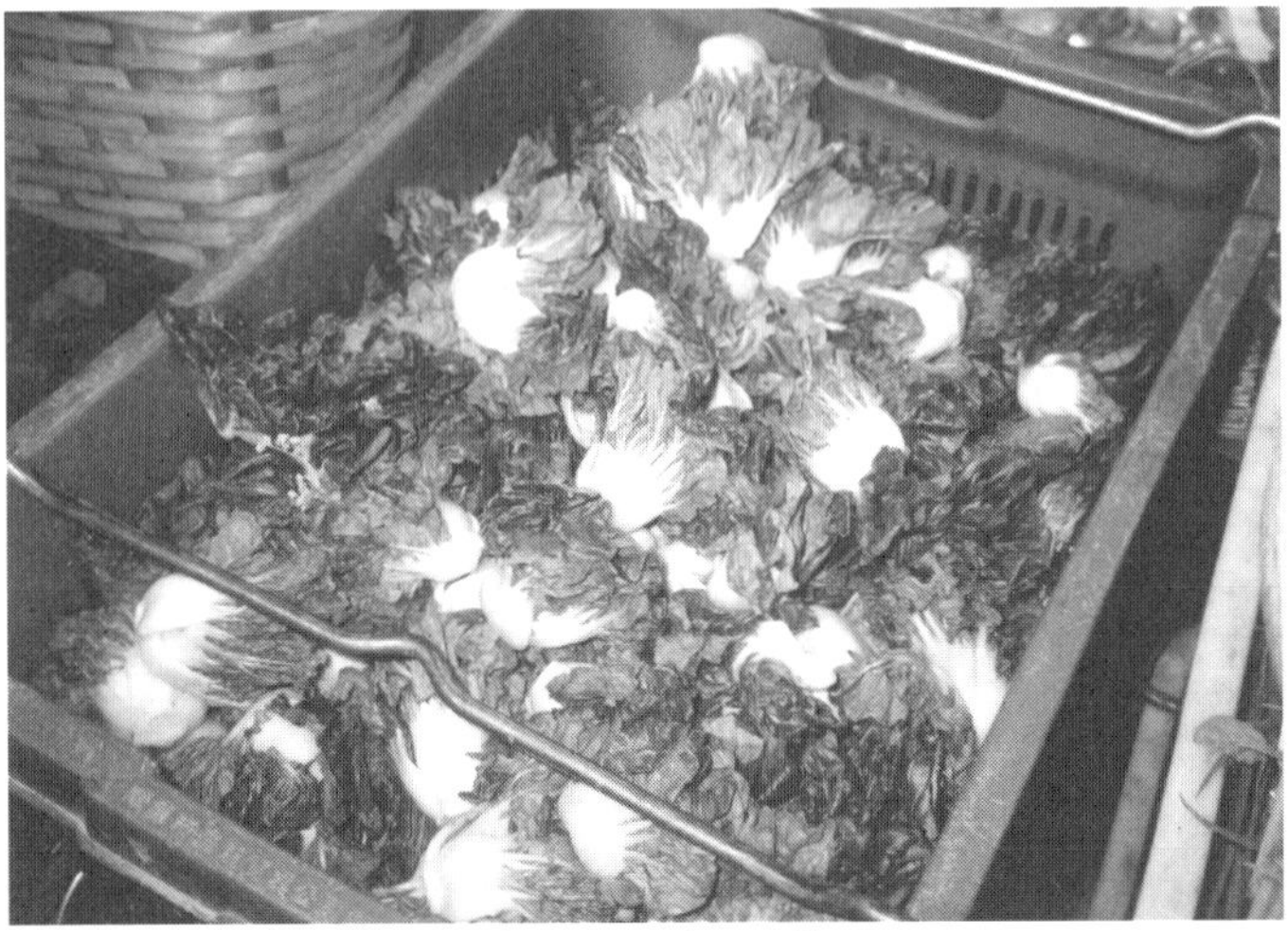

大きな箱で取引きされる中国野菜のパクチョイ

輸入された菜心、パクチョイ、カイラン（芥藍）。アブラナ科で、キャベツやブロッコリーと同種）などの菜っ葉類（葉物）で、使用農薬はメタミドホスやイソカルボホスなどだ。

毒菜の主犯とも言えるメタミドホスは有機リン系の殺虫剤で、神経系の伝達に不可欠なアセチルコリネステラーゼという重要な酵素の働きを阻害する。アブラムシ、ノミ、アザミウマなどの害虫駆除に高い効果を発揮するが、アメリカ環境保護局（ＥＰＡ）ではクラスⅠの猛毒に分類されている。急性中毒の場合、吐き気、下痢、嘔吐、めまい、手足のしびれなどの症状のほか、ひどい場合には呼吸困難やひきつけを起こすこともある。また、慢性毒性としては、男性の精子数の減少が確認されている。

毒菜について詳しい香港大学のＷ・Ｋ・イッ

プ副教授（本名は葉永健《イップユンギン》）によると、香港では使用が全面的に禁止されているが、中国本土では果物がなる前の果樹に限って使用が認められているそうだ。日本では、未登録の農薬つまり使用禁止である。だが、アメリカではトマトやジャガイモに、フランスやイタリアでは果樹に使われているため、輸入されるいくつかの野菜や果実については、食品衛生法にもとづく残留基準が定められている。

イップ副教授らの研究によれば、三日半で量が半減する。適量を散布した場合は、散布後一〇日から二週間ほど経てば、問題ないレベルまで残留濃度が低下するという。

「この農薬は効果が高いだけでなく、中国で大量に生産されているために安く、手に入りやすいのです。だから、農民は使用が禁止されている野菜の栽培に使っています。しかも、適量の五～一〇倍も多い量を散布したり、収穫・出荷を急いだりするケースも多く、中毒を引き起こすほど高い濃度で野菜に残留してしまうのです」（イップ副教授）

イソカルボホスはメタミドホス同様、有機リン系殺虫剤とみられるが、どういうものか、よくわからなかった。

香港には、ＲＴＨＫ（香港電台）という公共放送がある。日本で言えばＮＨＫにあたるが、独自に放送しているのはラジオだけ。制作したテレビ番組は民放のＡＴＶやＴＶＢ（無綫電視）の時間帯を買う形で放送している。

このＲＴＨＫが九一年に制作・放送した番組『毒菜』によると、中国では当時、農薬はすべて地方政府が管理しており、農民はその許可を取らないと入手できないとされていた。ところが、匿名でインタビューに応じた農民は、「禁止農薬のメタミドホスは闇市場で売っている。許可証がなくとも簡単に買える」と話した。そして、取材班も闇市場でメタミドホスの購入に成功したのである。

農民の多くは、農薬の使い方を教育されていない。農民の一人は、こう証言している。

「香港の業者はきれいな野菜をほしがる。見かけがきれいだとよく売れるので、たくさん農薬をかけてしまう。かけてから二〜三日で収穫し、販売している」

こうした野菜をスポット買いの輸入業者が買い付けて香港の市場に流したため、中毒事件が多発したのである。深圳で流通する商品の管理をしている担当官は「スポット買いで野菜を買い付ける勝手なビジネスが問題。これでは、毒菜の出荷を抑えられない」と話している。

地方政府は当時も一応検査を行っていた。しかし、禁止された農薬が検出されても、問題の野菜を載せたトラックがどこへ向かったかわからず、ほとんど検査の意味がない実態も、この番組では明らかにされていた。

毒菜による中毒事件の多発を受けて、香港ではまず蔬菜統営処が前述のように独自のサンプル検査を始めた。だが、一日に検査できるサンプル数が少ないうえに、蔬菜統営処に集荷されない野菜はノーチェックだったために、あまり効果が上がらなかったという。

そこで、食物環境衛生署は九五年に国境近くの文錦渡《マンカント》に食品管制センターを設置。九六年から、一日平均でおよそ二一〇台の野菜輸送トラックすべてを対象にしたサンプル検査を始めた。そして、この検査で禁止農薬や基準を超える農薬が検出された場合は業務停止処分にする、という厳しい姿勢で臨んだ。

一方、日本の農水省にあたる漁農自然護理署では、香港内を対象にした農薬の登録制度を設け、未登録農薬の使用取り締まりに乗り出した。同時に、下部機関の蔬菜統営処をとおして適正な農薬や化学肥料を使用している農場に「信誉農場」の、安全な野菜を取り扱っているスーパーや市場には「信誉蔬菜」のライセンスを与える施策を打ち出し、広東省にある輸入元の農場での農薬濫用の防止に力を入れたのは、前述したとおりである。

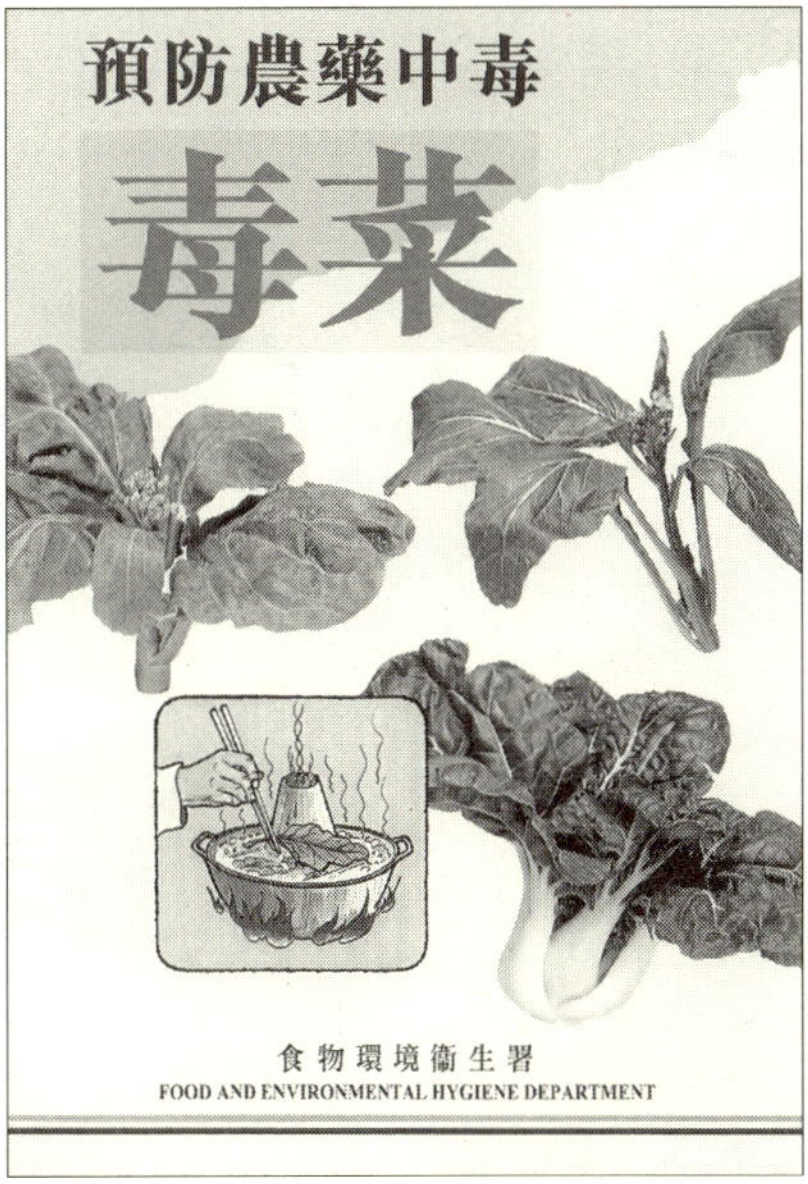

毒菜中毒を防ぐために衛生署が作成したパンフレット。調理する際の注意が書かれている

食物環境衛生署の広報担当者は、香港の現状について文書で次のようにコメントしている。

「これらの施策によって、年間一〇〇人を超えていた毒菜による中毒者は九六年になってようやく一ケタに減ったが、ゼロにするまでには至っていない。国境での水際検査でも、全体の〇・三％ながら毒菜が見つかり、廃棄処分になっている」

◆香港在住日本人の証言

現在はアメリカ・サンディエゴに住む刀根卓代《とねたくよ》さんは、夫の転勤にともない、八九年から二年間にわたって香港に滞在した経験がある。当時、香港で毒菜が相次いで摘発されたのをいまもよく覚えている。

「現地の新聞である『Hong Kong Post』に何度も毒菜の記事が出ていました。たしか香港政庁の発表で、年間一〇人以上の死者が出ていたと記憶しています。事故となるのは、露天の屋台で葉っぱものを洗わずにそのまま炒めて食べたケースが多かったと思います。貧しい人ほど屋台で食べるのが普通でしたから、香港政庁が把握しているのは一握りで、病院にも行けず、統計に載らないケースが多かったはずです。中毒を起こした人は、統計より多かったのではないでしょうか」

知合いで毒菜による中毒を起こした人は幸いいなかったそうだが、刀根さん自身、毒菜の被害に遭わないように気をつけていたという。

「飲茶《ヤムチャ》によく行きましたが、鼻にツンときたら、食べるのをやめました。自分で料理する場合は、どんな野菜でもシンクで水を流しっぱなしにして、三〇分以上浸けておきました。また、油は消化器官による毒物などの吸収を高めると聞いていたので、ビタミンが溶け出すのもお構いなしに、油炒めではなく、塩ゆでで食べるようにしていました」

こうした毒菜の背景に中国の商売至上主義があると、刀根さんは考えていた。

「香港の飲食店では、使った食器を洗剤で洗わずに漂白剤に浸けるだけでしたから、私は飲茶に行くと、何度も食器をお茶でゆすいで使っていました。キャベツでもパクチョイでも虫がつくのが普通でしたから、虫がついていないきれいな野菜は高く売れます。収入を優先させる人は当然、農薬を違法に使ったと思います。安全よりもきれいになればよいというのが、当時の香港の風潮でした」

また、九〇年代に二回にわたって特派員として香港に駐在した朝日新聞国際本部の津田邦宏本部長は、現地の日本人の多くが残留農薬に注意して野菜を食べていたと語る。

「私の知っている範囲で、香港在住の日本人は、野菜は農薬がかかっているものとして扱っていたようです。よく洗うのはもちろん、ゆでたり、水にさらしたりしてから食べていたと思います。私の場合、必ず調理した野菜を食べ、生野菜はできるだけ食べないように心がけていました。どうしてもサラダを食べたい場合は、多少奮発して、ホテルのレストランで食べるようにしていました」

◆被害者に聞く

では、毒菜を食べると、どんな症状になるのか。いろいろと手を尽くして実際に毒菜の被害者を探したが、人口六七〇万人の大都市で見つけ出すのは容易ではなかった。毒菜中毒事件の新聞記事を見ても、どれも被害者の名前や住所が書かれていない。だが、二〇〇一年六月に起きた事件についてのみ、次のように住所と名前の一部が掲載されていた。

香港仔《ヒョンゴンチャイ》石排灣《セッパイワン》邨〇〇苑△△閣七階三号

夫　李《レイ》×峰（三七歳）

妻　杜《トウ》×英（三五歳）

娘　李×慧（五歳）

宿がある佐敦から地下鉄に乗って海底トンネルを通り、香港島の金鐘（アドミラリティー）で下車。ここからタクシーで約三〇分走ると、香港仔だ。香港島の南西部に位置する香港仔、通称アバディーンは、かつて船上で暮らす水上生活者たちで有名な漁村だった。現在は高層アパートが林立する一大新興住宅街に様変わりしている。

どれも同じようなビルで、区別がつかない。あっちに行ったりこっちに行ったりまごついた末、三〇分ほどで何とかめざす住所の高層アパートにたどり着いた。どのアパートにも守衛がいて中に入れてもらえないが、このビルはたまたま守衛が巡回中だった。妻の杜さんに意図を説明すると、取材を受けてくれるという。こうして、取材日程が終わるギリギリのところで、被害者の話を聞くことができた。私の質問に対し、杜さんは「待ってました」とばかり、話し始めた。

「夕食にブロッコリーを食べたら、味が苦かったんです。しばらくしてひどい腹痛に襲われました。一晩寝れば治るだろうと思って床についたのですが、午前一時過ぎになって娘まで吐き出したので、救急車を呼んで病院に行きました。一番たくさん食べた夫は下痢と嘔吐がひどく、フラフラで立つこともできない状態。どうやら、ブロッコリーの残留農薬による急性中毒だったようです」

杜さんによると、六月中旬、大手スーパーのパークンショップでブロッコリーを購入した。まだ陳列棚に並んでいなかったため、段ボール箱から直接取り出して買ってきたという。

翌日になって塩水に浸け、夕方に二～三回洗ってからゆで、オイスターソースをかけて、夫と娘の三人で食べた。ところが、一時間ぐらい経ってから腹痛などの症状が出始め、夫はひどい下痢で何度もトイレに通った。救急車で運ばれて病院に着いたとき、夫は脱水状態で点滴を受け、そのまま入院。杜さんと娘は病院でもらった薬を飲んで翌日には症状が治まったが、夫は回復までに四日間かかったそうだ。

このケースでは、ブロッコリーの食べ残しがなかったため、原因を特定できなかったが、食物環境衛生署では残留農薬による急性中毒とみている。

「野菜が苦いという経験はけっこうありましたが、これまでは食べないで残していました。でも、この日はなぜかもったいないと思って、無理して食べてしまったんです。毒菜はもう、こりごりです」（杜さん）

◆香港ドリームの体現者が経営する中国の信誉農場

香港に毒菜を供給している広東省では、どのような農業が行われているのか。黎総経理のツテで、帰国前日になって信誉農場のひとつを見学することができた。

香港との国境から、路幅の広い片側二車線の高速道路を一二〇キロのスピードで飛ばして約二時間。利華《リーホア》さんがオーナーをしている農場のひとつは、恵州市博羅園平安鎮にあった。周辺

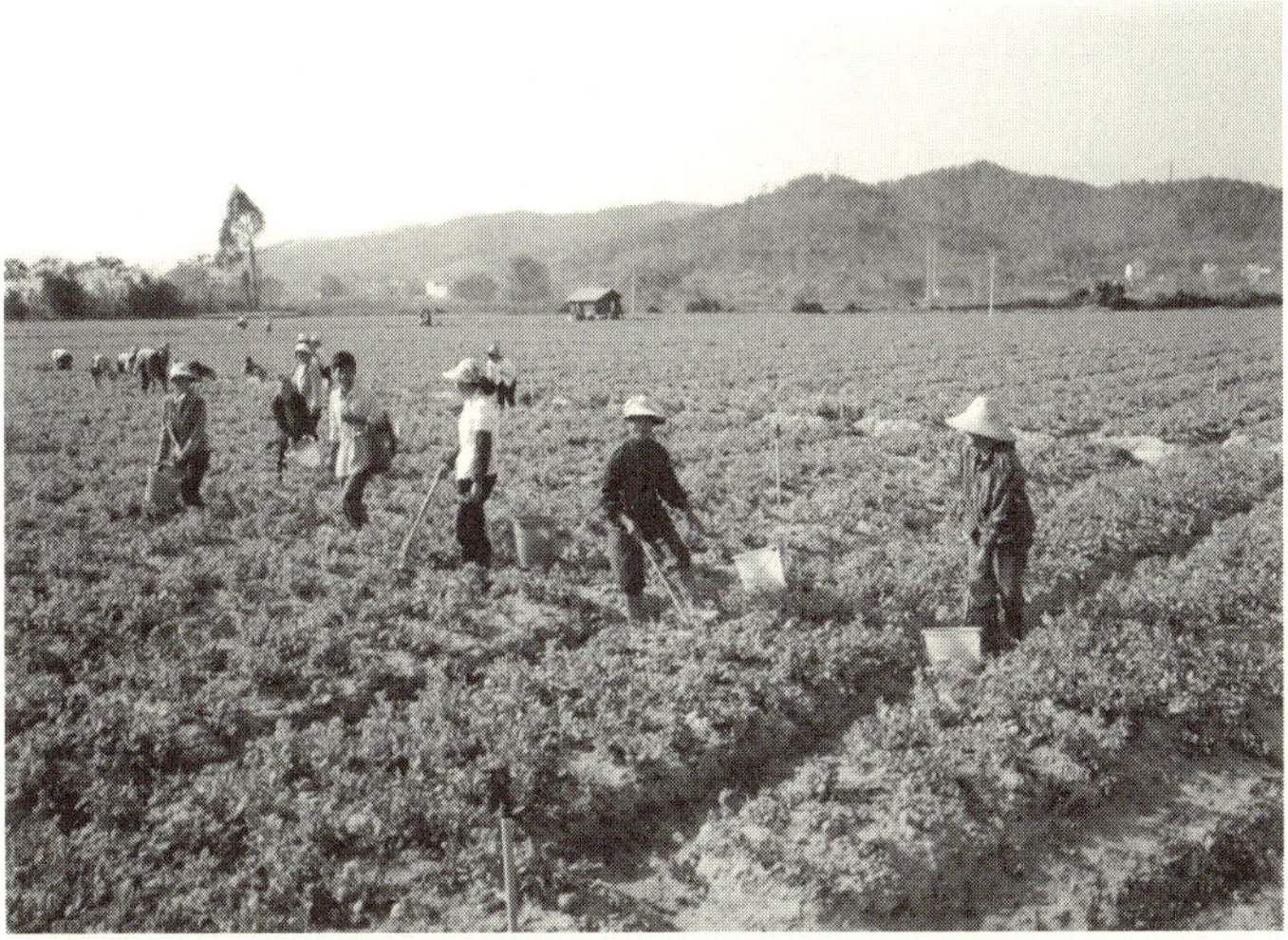
惠州市博羅園の農場。日本と比べて相当に広い

には見渡すかぎり、農地と平原が広がっている。この農場では、五haの農地で豆苗を中心に、菜心やパクチョイ、ホウレンソウなどの葉物が栽培されている。農薬の散布は背中にタンクを担いでスプレーする一般的な方法だったが、水撒きは桶ではなくスプリンクラーが備え付けられている。

畑では二〇人ほどの若い男女が草取りに精を出していた。ここで働いているのは、四川省などの貧しい農村から出稼ぎに来ている農民一五〇人。農場に住み込んで、農作業に毎日九時間従事する。有給休暇は年に二四日間あり、一～二回は故郷に帰れるそうだ。

二〇〇一年一月に蔬菜統営処の信誉農場になって以来、二カ月に一度香港政府の担当者が二～三人で来訪し、残留農薬や土質の検査

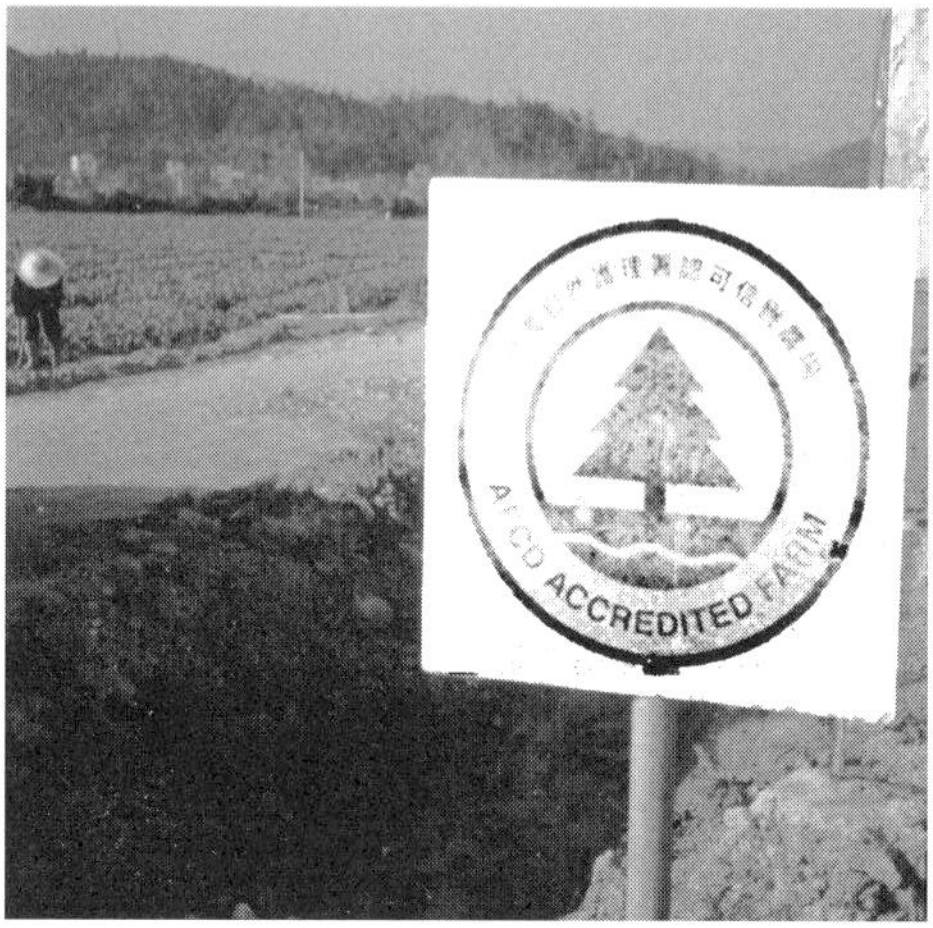

信誉農場であることを示すボード

をするほか、どの時期にどういう害虫が発生しやすいか、どういう農薬や化学肥料を使ったらよいか、栽培指導するという。毒菜について農場長に尋ねた。

「香港から専門家が来て、農薬の使い方についても指導してくれるので、ここでは問題ありません。問題は農場以外の小作のケースです。小作人には何も指導がないからね。どういう使い方をしているかわかりません」

利さんが経営する信誉農場は四カ所あり、合わせて六〇〇〇人の農民を雇っている。香港在住者は二人だけで、残りは四川省、江西省、貴州省、湖南省などからの出稼ぎ者たちだ。一日三交代のローテーションで農作業と箱詰め作業などに従事し、月収が四五〇元（七二〇〇円）だという。中国国内で製造業に従事する労働者の平均月収が九九年で八九三七円（厚生労働省『海外情勢報告』による）だから、二割ほど少ない。

年間の出荷量は四カ所合わせて五〇〇〇トン前後で、売上げは一五〇〇〇万香港ドル（二億四〇〇〇万円）に上る。一日の出荷量は一二～一五トン。菜心が半分を占め、パクチョイ、カイラン、豆苗、ニラなど約一〇種類を栽培し、出荷している。野菜の種類はシーズンによって異なる。

栽培した野菜は、香港の蔬菜統営処と副食品卸売市場にトラックで出している。蔬菜統営処の場合は夜八時から収穫して翌朝九時に市場到着、副食品卸売市場の場合は午後三時から収穫して夜一〇時半に市場到着、というスケジュールだ。野菜は毎日、文錦渡にある食品管制センターでサンプル検査を受ける。

「毒菜が見つかると、そりゃあ大変だ。通常でも七日間の業務停止だし、厳しいときは一カ月間ストップするから業者は死活問題だよ」

利さんは「まったくどうかしてるよ」と言わんばかりに、首を横に振った。

東莞市出身の利さんは五一歳。一五歳で香港に出て、野菜の行商を始めた。六〇年代後半は大移動の時代と呼ばれ、多くの東莞出身者が香港に移り住んだ。仕事は順調で、お金を貯めては不動産や株に投資して、資産を増やしてきた。現在は惠州市にある農場をはじめ、建物が二八棟もあるという深圳市の工場、東莞市のホテルを経営し、北京に野菜の加工場を建設して輸出入権を申請中という。香港の発展とともに億万長者になった投資家や事業家は星の数ほどいるが、利さんもそうした香港ドリームの体現者のひとりだったのだ。

「子どもは三人いて、みんなイギリスの大学に留学している。建築家になった長女はすっかり居着いてしまって、もう一〇年も帰って来ないよ」

そう言って、利さんは苦笑した。

◆野菜の輸出基地

東莞市外事僑務局の担当者と合流して石碣鎮《せきけっちん》の役場に着いたのは、仕事が終わる夕方五時寸前だった。それでも、石碣鎮農業辦公室《ばんこうしつ》の袁玉鈞《ユアンユイディアオ》主任はインタビューに応じるとともに、鎮内の畑や市場を駆け足で見学させてくれた。

袁主任によると、石碣鎮は香港に野菜を輸出している広東省最大の輸出基地だ。一日五〇〇トンの野菜を、香港向けに出荷している。朝三時から収穫し、七～八時に国境で通関手続きを受けて、九時には卸売市場に届ける。ただし、鎮内で生産されている野菜は全体の二〇％にとどまり、残りの八〇％は鎮内に事務所を置く九四社の商社が鎮外から買い付けてきたものだという。現在、広さ八万㎡という巨大な野菜物流加工基地を建設中で、二〇〇二年末にはオープンするそうだ。

石碣鎮内で生産されている野菜はヘチマやナスなどで、とくにヘチマは香港市場で販売される半分が石碣鎮産だ。毒菜について尋ねたのに対し、袁主任は事件が起きていたことを認めた。

「ここでも九六年に毒菜による中毒事件が起きて、大騒ぎになりました。それをきっかけに、東莞市農業局が不定期の抜打ち検査を始めたほか、広東省政府の専門家を毎年呼んで農薬使用の指導を受けるようになったのです」

東莞市では規制を強化し、有毒農薬の使用禁止を徹底する一方、生物農薬を積極的に取り入れるなど、安全性と環境に配慮した栽培方法を奨励しているという。

不十分だが、時間切れで取材はここまでだった。

◆中国での農薬濫用は変わっていない

香港に限っていえば、農薬の濫用によって中国本土で栽培された毒菜に悩まされてきたが、あの手この手で毒菜の流入を断ち切ったために、いまではひどい状態を何とか脱したというのが実情のようだ。

一方、中国本土での野菜の乱脈栽培は是正されたのだろうか。一回かぎりの現地取材では、正直なところよくわからなかった。話を聞いた香港の関係者も、中国本土での実情についてては口をそろえて「ノーコメント」だった。自由があるとはいえ、それは香港内だけのこと。中国の事情については、たとえ知っていてもコメントするのはタブーなのだ。

断片的ではあるが、取材で入手した食物環境衛生署資料センターの資料や地元紙の記事などから、毒菜情報を紹介しておきたい。

①広東省

広州市で二〇〇一年二月、この年初めての毒菜事件が発生。二家族八人が嘔吐や吐き気などの中毒症状を示し、救急車で病院に運ばれた。衛生防疫所で調べた結果、中毒の原因は菜心に含まれていたメタミドホスであることがわかった。

広東省では毎年、一〇〇〇人を超える毒菜中毒者が出ている。広東省農薬検定所が二〇〇〇年に広州市内の市場で調査を実施したところ、六七％の野菜から基準を上回る残留農薬が検出された。

②広西《こうせい》壮《チワン》族自治区

南寧《ナンニン》市で二〇〇〇年一〇月、機械工場の食堂で工員一六人が昼食を取ったところ、嘔吐など食中毒の症状が出て病院に運ばれた。原因は、パクチョイに含まれていた有機リン系農薬によると見られている。

③湖南省

長沙《ちょうさ》市や株洲《チューチョウ》市などで二〇〇〇年七月、毒菜中毒事件が多発した。このため、長沙市内の七つの市場で残留農薬の検査を実施したところ、一四種類八二品目の野菜のうち四〇品目から基準を超える残留農薬が検出された。

こうした情報から判断するかぎり、一時ほどひどくはないにしても、中国国内での農薬のズサンな管理と濫用はなくなっていない。香港がつい数年前まで苦しんだ状況がいまだに続いている、と見るのが妥当にちがいない。やはり中国産の輸入野菜に関しては、水際で毒菜の流入をチェックし、確実に排除していく体制を強化する必要があるだろう。その際、香港政府が一〇年あまりにわたって死闘を繰り広げた「毒菜戦争」の経験からは、大いに学ぶものがある。

そのためにも、もっと人とカネを投入した、中国での野菜生産の実態調査が不可欠だ。「敵を知り、己を知れば、百戦危うからず」の格言を引くまでもなく、農水省や厚生労働省、それに関連学会は、せめて農薬の使用状況についての情報収集ぐらい進めるべきだろう。

第4章　水際の攻防

◆ようやく検疫体制の強化へ

香港取材から帰国した翌一二月（二〇〇一年）の中旬になって、中国からショッキングな情報が飛び込んできた。一二月一〇日付けの『中国青年報』という新聞に、「中国国内で流通している野菜の五割近くに国内基準を上回る残留農薬が検出された」という記事が掲載されたのだ。その内容は、日本でも翌一一日の『産経新聞』で次のように大きく報道された。

「十日付の中国紙『中国青年報』によると、国家品質検査総局が全国二十三都市を対象にサンプル調査したところ、国内産野菜類の47・5％から安全基準を超える残留農薬が検出された。猛毒の有機リン系殺虫剤メタミドホスなど、国連食糧農業機関（ＦＡＯ）をはじめ国際的に使用が禁止・制限されている農薬による汚染が確認された。過去二年間の調査では、夏から秋に出回る野菜、果物の農薬汚染がより深刻だとしている。中国本土で『問題菜』（香港では『毒菜』）と呼ばれるこれら汚染野菜や果物では、呼吸困難などの急性中毒症状で死亡するケースが中国国内で多数起きており、政府が調査と規制に乗り出していた」

この記事を受けて、厚生労働省では一一日、在北京日本大使館を通じて報道内容を非公式に確認。一二日には食品保健部長名の調査訓令を外務省に出し、外務省を通じて中国当局に公式に確認を取るよう手配した。報道には、六六ページで詳しく述べた、香港で毒菜中毒事件を引き起こしている「主犯」とも言えるメタミドホスが含まれていた。このため、事態を重くみた厚生労働省では、一三日に輸入野菜に関する残留農薬検査にメタミドホスを追加して、水際での防御体制を強化した。

ところが、一週間後の一七日、今度は同じ『中国青年報』に「毒菜による中毒患者が中国国内で年間一〇万人に上る」という凄まじい内容の記事が掲載され、翌日の『産経新聞』で再び大きく報道されたのである。

危機感を強めた厚生労働省は、国内一三の検疫所に監視安全課長名の通知を出し、明けて一月四日から残留農薬に関するモニタリング調査を強化することにした。一月いっぱいを「中国産野菜検査強化月間」と位置づけ、中国からの輸入野菜の残留農薬に関する実態を把握することにしたのである。食品保健部監視安全課の黒羽真吾健康影響対策専門官が説明する。

「少なくとも残留農薬検査の結果については、中国での新聞報道が事実であると確認できたので、中国からの輸入野菜を徹底調査することにしたのです。通常のモニタリング検査では、全輸入野菜の五〜一〇％しか検査しませんが、今回の調査ではすべてのロット（荷）を対象にしました」

特定の国の輸入品を対象にした全ロット検査は、きわめて異例だという。

対象となった農薬は四三種類。シペルメトリンやフェンバレレートなど従来のものに加えて、これまで検疫の対象外となっていたジメトエートやカルボフラン、メタミドホスなど、中国で一般的に使用されている農薬も含まれている。これらは、今回初めて検査法を開発し、検査を実施することになった。

◆仰天する調査結果は事実だった

中国国内で流通している野菜の半分近くが残留農薬基準を上回る「毒菜」であるというのだが、「そんなバカなことがあるか」というのが日本人の感覚だろう。ところが、厚生労働省が在北京日本大使館を通じて中国政府当局に確認したところによると、これは事実だという。

その後、記事の根拠になっている国家質量監督検験検疫総局（『産経新聞』の記事では「国家品質検査総局」）の資料を入手した。この資料によると、二〇〇一年の第三四半期（七月～九月）に北京市や南京市など国内二三都市にある大規模な野菜の卸売市場で実施したサンプル検査で、キャベツ、キュウリ、トマト、ナス、ニラなど一〇種類の野菜一八一検体のうち、四七・五％にあたる八六検体から国の基準を上回る残留農薬が検出されている。五割近くという仰天すべき数字が、中国政府の資料で確認できたのである。

国家質量監督検験検疫総局というのは、農産物や工業製品など国内に流通するあらゆる産品の品質を管理するとともに、輸出入の許認可や検疫を担当する部局だ。毎年、四半期ごとにサンプル検査を実施し、その結果を公表している。ちなみに、二〇〇一年の第三四半期には三四二一品目を検査して、二六％にあたる八八八品目が不合格になっている。

違反となった八六検体の残留農薬の種類は、ジメトエートがもっとも多い二五検体から検出されたのをはじめ、カルボフランが一八検体、イソカルボフェンが一六検体などとなっている。また、ひとつの野菜のなかに基準を超える残留農薬が三種類以上含まれていたケースが九検体、二種類以上含まれていたケースが一三検体あった。

ジメトエートは有機リン系の殺虫剤で、野菜のハダニやアブラムシ、稲のウンカなどの駆除に効果がある。発ガン性こそ認められていないが、急性中毒の場合、全身のけいれんや意識の混濁、呼吸困難などが生じ、死に至る。慢性中毒の場合は、免疫の低下をはじめ、視力低下、頭痛、吐き気、めまいなどを引き起こすことがわかっている。日本の食品衛生法ではトマトなど一部の野菜に残留基準があるが、それ以外についてはノーマークだった。

カルボフランは、日本では未登録つまり使用禁止の農薬だ。殺虫剤のカルボスルファンやフラチオカルブが散布後に化学変化を起こしてできた副産物で、吐き気や嘔吐を引き起こすという。

イソカルボフェンについては、香港で聞いたイソカルボホスの類似物質だと推測はできた。だが、国立医薬品食品衛生研究所に問い合わせたところ、「日本の農薬ハンドブックはもちろん、国際的な農薬マニュアルにも見当たらず、これといった情報がない」という回答が返ってきた。

こうした毒菜の状況について、中国農業の専門家であるT教授は匿名を条件に「昔はこうしたデータが公に出ることはなかったが、最近は人民日報でも記事が頻繁に出るようになった」と教えてくれた。毒菜がはびこる背景について、T教授は言う。

「もっと人手を使ってやればいいのに、農民たちはどうも野菜の見栄えを気にして農薬を大量に使っているようです。現地に行くと、出荷直前に農薬を散布したり、マスクや手袋などで防御しなかったり、使用法がズサンな点が目立ちます。また、国が広くて人口も多いので、政府がいくら禁止してもなかなか末端にまで浸透しません。禁止農薬にしても、ヤミ業者が流している可能性があります」

T教授が中国滞在中に垣間見た農薬使用の実態は、ズサン極まりないものだったという。ただし、見栄えを気にして農薬を使うこと自体は日本もたいして変わらない。

◆毒菜中毒一〇万人説

「毒菜中毒一〇万人説」のほうは、中国国務院発展研究センターの陳錫文《チェンシーウェン》副主任が『中国青年報』の取材に対して明らかにしたものだ。

『中国青年報』の内容を伝えた一二月一八日付けの『産経新聞』の記事によると、汚染野菜の中毒患者が国内だけで年間一〇万人に上っている。また、中国で使われている農薬は、有機リン系の殺虫剤を中心に使用が禁止・制限されている農薬も含めて一〇〇〇種類以上。さらに、化学肥料の使用量は年間四二〇〇万トン、一haあたり平均四〇〇キロで、欧米の平均を四割上回っているという。汚染された農産物が出回る背景として、陳副主任はこうした農薬や化学肥料の過剰投与による農産物や土壌、水質の汚染の影響を指摘している。

また、この記事には、中国が輸出した農産物が輸出先で多くのトラブルを引き起こしていることも書かれている。たとえば、緑茶の代表的な銘柄「龍井茶《ロンジン》」が基準値を上回る鉛の検出によってヨーロッパ市場で問題となり、アメリカ食品医薬品局（ＦＤＡ）による中国食品の輸入差し止めが頻繁に起こっているというのだ。

厚生労働省によると、陳副主任が「汚染野菜の中毒が年間一〇万人に上っている」と述べた『中国青年報』の報道内容は確認された。ただし、本人には確認が取れていないし、それがいつのことなのか、農家の職業被曝なのか、毒菜を食べての中毒なのか、農薬による自殺あるいは自殺未遂を含めた数字なのか、といった詳しいことは一切わかっていないという。だが、『産経新聞』の書き方からすれば、野菜を食べて中毒になったと考えるのが当然であろう。

中国国内の農薬中毒については、東京都も二〇〇一年一二月に出した報告書『収穫後使用の農薬に関する調査（その２）』で取り上げた（これは東京都生活文化局消費生活部が生活構造研究所に委託して作成したもので、おもに国内の文献や資料、インターネットで公開されている国際機関、各国政府、ＮＧＯなどの情報からまとめている）。

報告書によると、中国ではＤＤＴやＢＨＣなどの有機塩素系農薬は八〇年代初頭に禁止されたが、それに代わって用いられたパラチオンなどの有機リン系農薬やカルボフランなどカーバメート系農薬による汚染が最近、顕著である。これらの農薬はほとんどが高い毒性をもち、毎年たくさんの中毒を引き起こしている。また、農薬の不適切な使用や不十分な管理が、環境汚染の絶え間ない発生につながっているという。過去一〇年間の関連した統計によれば、毎年一〇万件の農薬中毒が発生し、そのうち一万件以上は致命的なものとされている。報告内容について、東京都消費生活部安全表示課の金田房江係長は、こう述べている。

「中国の農薬使用状況については文献や情報が乏しく、民間団体のPAN（国際農薬監視行動ネットワーク）の情報に頼らざるをえなかったのが実情です。ただ、非公式データであっても消費者にお知らせする価値があると判断し、あえて掲載に踏み切りました」

一〇万人という数字がどのような根拠で出てきたものなのか、あるいは単なる推定なのか、結局、真相はわからないままだった。しかしながら、中国の実情を見るかぎり、決してあり得ない話としてすませるわけにはいかない。

◆開発輸入といっても安全性には疑問

はたして、日本が中国から輸入している野菜は安全なのだろうか。改めて、そう考えずにはいられない。

日本の商社や食品メーカーの担当者は「日本が輸入している野菜はほとんどが開発輸入されたものだから問題ない」と言う。開発輸入というのは、第2章で述べたように、日本の種苗会社から種子を買い、日本人技術者が栽培指導を行い、現地の加工会社で日本の規格に合った形で選別・出荷されるもので、生産から輸入までを仕切っているのは日本の商社や食品メーカーである。

厚生労働省が在北京日本大使館を通じて中国当局から受けた説明も、似たような内容になっている。日本などに輸出する野菜については輸出企業が農家と契約し、農薬使用を含めた栽培指導を行っているうえに、自主的な残留農薬検査も実施している。さらに、国家質量監督検験検疫総局が中国輸出入動植物検疫法実施条例に従って検査している。したがって、国内流通品とは取扱いが異なる、というものだ。

この点を裏付けるものとして、農水省の担当者が中国政府の担当部局から聞き出したウラ情報がある。違反率五割というサンプル検査の結果は、農民の農薬濫用を牽制する目的で、危ないとみられる野菜をあえて選んで検査している、というのだ。中国政府当局者は農水省の担当者に対して、検査が農民の戒めとなるように恣意的に行われているので、輸出品については大丈夫である、と暗に示唆したようだ。

こうした情報にもとづいて、厚生労働省では「中国産野菜でも日本企業がかかわる開発輸入の場合は安全」とみてきた。だが、本当にそうだろうか。

たしかに開発輸入の場合には、日本の商社や食品メーカーなどが農家と契約し、生産から農薬の使用、加工や規格まで指導している。日本に近い栽培方法が取られているケースもあるだろう。しかし、T教授によると、現地の農家は日本企業と契約しても市場価格のほうが高いと平気で契約をホゴにして売ってしまうという。だから、現地の市場から買い取るいわゆるスポット買いのケースも多く、毒菜が紛れ込む危険性は小さくないのである。スポット買いの横行については、香港の担当者も毒菜が出回る最大の理由として指摘していた（六八ページ参照）。

農水省の担当者の話では、セーフガードの対象になったネギについて調査したところ、典型的な開発輸入とみられるケースは輸入全体の二割程度にとどまり、残りの八割は中国の企業から買い受けたり、現地の市場や農家から買い取ったりしたネギが混入していたという。このため、農水省でも「開発輸入であれば安全」という見方は採っていない。商社や食品メーカー、そして厚生労働省の「安全」発言は、農水省によって否定されているのである。

実際、ネギの場合、九八年に台風などの気象災害によって国内価格が暴騰したために、「ネギ・バブル」に便乗しようと数多くの新規業者が参入した。そして、中国現地で質に関係なく買いあさったため、ひどい大混乱に陥った。大阪丸促《まるそく》青果の和中信行社長が証言する。

「うちが契約栽培している上海の村にも、いろんな人脈をたどってネギを横流しするように圧力がかかりました。なかには、警察や輸出検疫官のルートから横流しを強要してきた例もあり、モラルも何もないひどい状態でした。各社はそれぞれのルートで開発輸入の商談をまとめるとともに、手に入るネギを手当たりしだいに買い付けたのです。その結果、傷んだり葉がちぎれたりした規格外品が数多く混入しました」

契約栽培にしても、農作業全体が農場で管理されているケースはごくわずかで、ほとんどの場合、栽培は農家に任されているのが実情だ。広東省で訪ねた信誉農場の農場長が「問題は小作のケースです」と述べていたのを思い出してほしい。また、T教授は「中国の農民たちには、農薬の使用法や使用量など、契約どおりの栽培マニュアルを守るようなモラルはまだ育っていない」と断言している。

つまり、開発輸入といっても、単に企業や市場、農家から買い付けた野菜を輸入しているケースだけではない。典型的な開発輸入の場合であっても、毒菜が混じる危険性は否めないのである。

◆毒菜の元凶を検出

厚生労働省監視安全課は二〇〇二年二月中旬、中国産野菜検査強化月間の検査結果についてまとめた報告書を公表した。

それによると、一月四日から三一日までに検査した中国産野菜の件数は二五一五件で、総重量は三万三二八〇トン。このうち残留農薬が食品衛生法に定められた基準をオーバーして検出されたケースは、六品目九件だった。内訳は次のとおりだ。なお、カッコ内は残留基準値である。

大葉＝三件、〇・六〜〇・七ppmのフェンバレレート（〇・五ppm）。

ニラ＝二件、〇・〇二ppmと〇・〇四ppmのクロルピリホス（〇・〇一ppm）。

ブロッコリー＝一・三ppmのメタミドホス（一ppm）。

パクチョイ＝二・一ppmのクロルピリホス（二ppm）。

菜心＝〇・二ppmのジクロルボス（〇・一ppm）。

ケール＝四・三ppmのクロルピリホス（一ppm）。

ジクロルボスは有機リン系の殺虫剤で、動物実験で発ガン性が確認されているほか、肝臓や神経の障害を起こす危険性が指摘されている。急性中毒の場合、全身のけいれんや肺水腫、呼吸困難などを起こして死に至る。

中国国内の検査で五割近い毒菜が見つかっているという報道を受けての検査だったため、日本の検査当局にも一時は緊張が走ったが、蓋を開けてみれば検出率が〇・三六％と低かったので、まずはひと安心だった。

しかし、使用禁止にもかかわらず、香港で中毒事件を引き起こしているメタミドホスがブロッコリーから検出されたのは見逃せない。日本向けにもメタミドホスが使われている野菜が混じっていることが明らかになったのは、初めてである。日本が輸入しているブロッコリーは、二〇〇一年で年間八万四二九七トン。七割以上はアメリカ産だが、ここ三年ほどで中国産が急激に台頭し、ついに二万トンを超えた。今後さらに増えることは確実で、要注意だ。

この検査結果をふまえて、どう対応していくのか。監視安全課の黒羽真吾専門官は言う。

「複数の違反があった大葉とニラ、それにパクチョイ（強化月間の直前に違反があった）については、すべての業者を対象にした全品検査を行います。食品衛生法にもとづく強制命令によって、業者が自らの負担で検査するものです。その他の野菜については、違反が見つかったものは一〇〇%、違反ではないが残留農薬が検出されたものは五〇%のモニタリング検査を行うことにしています」

今回の検疫強化によって、違反が見つかったブロッコリーなどは輸入業者が中国産の輸入を手控えたために、輸入量は一時的に減った。厚生労働省では引き続き監視を続けるとともに、担当官を現地に派遣して中国政府当局や関連農場などの調査も行っている。一方、農水省でも担当官を中国に派遣して独自に情報収集に努めるとともに、厚生労働省の担当者と継続的に情報交換し、連携して対応していく方針だ。

違反事例はそれほど多くなかったが、何しろ中国からの輸入野菜だけでも年間一四〇万トン

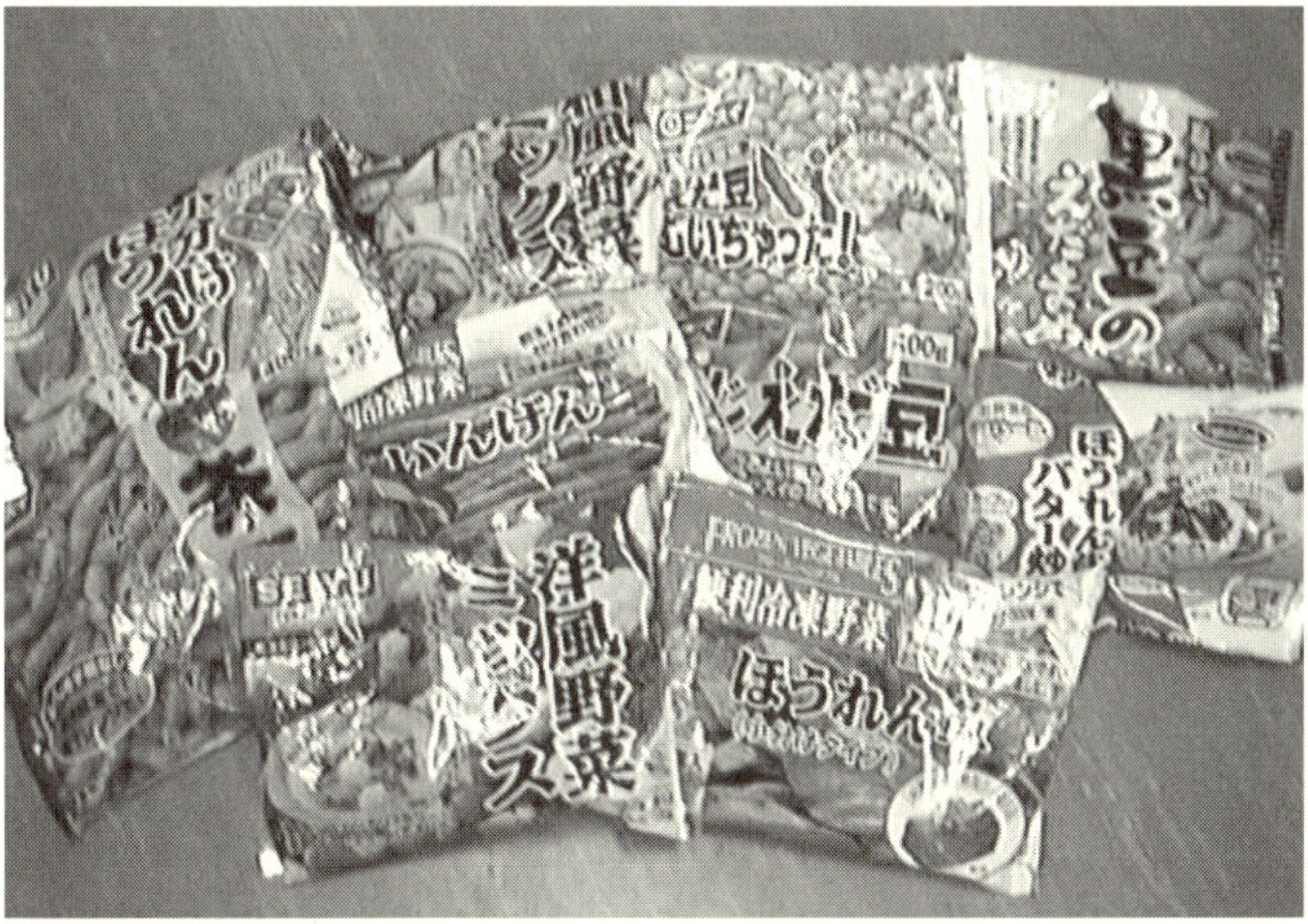

スーパーに並ぶ中国産冷凍野菜（写真提供：農民連）

だから、いくら検査を強化しても、ほとんどはノーチェックで流入してしまう。実際、汚染が表面化していない野菜の輸入は増え続けている。たとえば〇二年一～五月の東京都中央卸売市場をみると、ゴボウは八七〇トンで対前年比一・七倍、里イモは四六一トンで対前年比三倍である。

いまからでも遅くない。国民の口に入るものである以上、その安全性を徹底的に調査し、すみやかに毒菜を排除することが肝心だ。

◆冷凍野菜の農薬汚染が表面化

二〇〇二年三月、農民連食品分析センターが新たな中国産野菜の検査結果を公表した。今度は冷凍野菜である。二月から三月にかけて東京都と埼玉県内のダイエーと西友の店頭で販売していた中国産冷凍野菜を分析したところ、九品目の冷凍野菜のうち五品目から残留農薬が検出された。このうち、食品衛生法で定める基準値を超えていたものは三品目である。

① ダイエーが輸入した「フローズンベジタブル　便利冷凍野菜ほうれん草」から、基準値〇・〇一ppmの九倍にあたる〇・〇九ppmのクロルピリホスと一・三九ppmのシペルメトリンを検出。

② 日本水産が輸入した冷凍枝豆「塩あじ茶豆」から、基準値一ppmを上回る一・四一ppmのフェンバレレートを検出。

③ ノースイが輸入した冷凍食品「キャプテンクック　ほうれん草のバター炒め」から、基準値〇・〇一ppmを上回る〇・〇一三ppmのクロルピリホスと〇・〇九ppmのエンドスルファン、〇・〇八六ppmのシペルメトリンを検出。

エンドスルファン（ベンゾエピン）は有機塩素系の殺虫剤で、動物実験で神経毒性や催奇形性が報告されている。食品分析センターの石黒所長は言う。

「厚生労働省は中国産野菜の検査を強化していますが、検査には重大な抜け穴があります。それが冷凍食品です。個別包装で検査しにくいこともあって、対象からはずされていますが、今回の調査で残留農薬汚染が見つかりました。生鮮野菜だけでなく、冷凍野菜についても検査を強化すべきです」

財務省の貿易統計によると、二〇〇一年一年間の冷凍野菜の輸入量は八〇万九三九八トンで、輸入野菜全体の三割を占め、一〇年前に比べて倍増した。国内に流通している冷凍野菜の九割が輸入品だという。

このうち、中国産は三六万二三〇二トンで、四五％を占めている。国別では二〇〇〇年に初めてアメリカを抜いてトップに立った。種類別では、冷凍ホウレンソウが五万七四八トンで九九・八％が中国産なのをはじめ、冷凍里イモが五万五二九二トンで同じく九九・八

図4　冷凍野菜の中国からの輸入量の推移

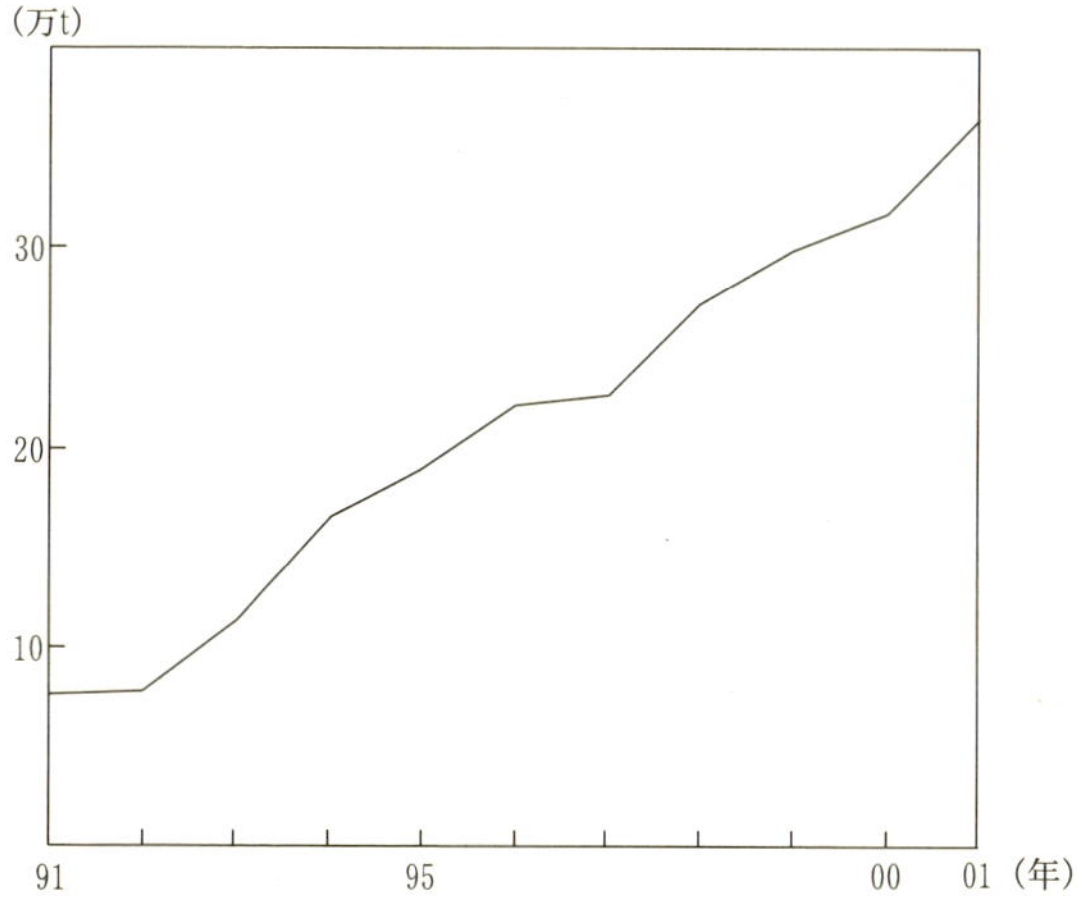

(出典) 図1に同じ。

表3　おもな冷凍野菜の中国からの輸入量の推移 (単位：トン)

	92	94	96	98	00(年)
冷凍里イモ	19,842	41,877	61,724	52,307	55,996
冷凍ホウレンソウ	8,079	19,205	26,029	45,589	44,907
冷凍枝豆	3,361	20,032	25,131	35,157	39,793
冷凍インゲン豆	12,503	17,222	16,143	23,460	22,215
混合冷凍野菜	108	2,165	6,370	11,306	16,316

(出典) 図1に同じ。

%、冷凍枝豆は四万四九五八トンで五八%が中国産となっている。

この検査結果を受けて、厚生労働省は三月二〇日、中国産の冷凍野菜についてもモニタリング検査の実施に踏み切る。監視安全課長名の通知は、次のような主旨だった。

「冷凍食品については残留農薬の基準がなく、これまでは検査の対象外だったが、現地で湯通しして袋詰めしただけの品物も少なくない。加工される前の原材料の野菜は、食品衛生法の残留農薬基準に適合する必要がある。湯通しした程度で加工の度合いが低く、残留農薬の濃縮が明らかに認められないケースについては、加工食品の検査結果で原材料の野菜の適否を判断する」

つまり、食品衛生法の運用面での工夫によって、下ゆでして冷凍しただけの野菜についてのみ、生鮮野菜同様の基準で取り締まることにしたのである。

対象となる野菜は、ホウレンソウ、枝豆、ブロッコリーなど一八種類で、輸入量の一〇%について検査した。

◆摘発が相次ぐ冷凍毒菜

厚生労働省のモニタリング検査は効果覿面《てきめん》だった。

二〇〇二年四月になって、中国産冷凍ホウレンソウから生鮮ホウレンソウの基準値〇・三ｐｐｍの四倍近い一・一ｐｐｍのパラチオンが検出されたのを皮切りに、五月には一八件もの違反が摘発された。六月に入ってもこの傾向は続き、厚生労働省のまとめによると、六月二〇日までに見つかった中国産冷凍ホウレンソウの違反は三五件に上った。内訳は、クロルピリホスが三三件、パラチオンとディルドリンが一件ずつで、最高で基準値の五九倍にあたる〇・五九ｐｐｍのクロルピリホスが検出されている。

つまり、これまで検査をやらなかったから明るみに出なかっただけで、中国産冷凍ホウレンソウのなかには食品衛生法の基準値を超える毒菜が数多く含まれていたのである。

冷凍ホウレンソウの残留農薬問題をきっかけに、厚生労働省では六月から、商品を取り扱った企業名をホームページで公開した。また、中国側企業に改善を指導するよう、中国政府に対して再三にわたって文書で要請を出している。これについて、監視安全課の美上憲一健康影響対策専門官は次のように発言している。

「開発輸入された野菜は安全と言われてきましたが、検査結果を見るかぎりでは、安全とは言えません。原因は収穫直前に農薬を散布しているためではないかとみていますが、業者が否定しているため、実態はよくわからないままです」

ここに至って、厚生労働省自身が「開発輸入の場合は安全」という見方を否定せざるをえなくなったのである。

こうした冷凍ホウレンソウは、おもにファミリーレストランやコンビニなどで使われているはずだ。その点に着眼した農民連食品分析センターでは、四月に入って東京都と埼玉県のファミレスやコンビニで出されたり販売されたりしているホウレンソウのソテーやゴマ和えなどを持ち帰り、残留農薬を検査した。

その結果、七店のホウレンソウ料理からクロルピリホスやエンドリン、pp-DDE、シペルメトリンなどが検出された。とくに、CASA光ヶ丘店（練馬区）の「ほうれん草としめじソテー」から残留してはならないエンドリンが〇・一ppm検出されたのをはじめ、ジョナサン成増駅前店（板橋区）の「ほうれん草のソテー」から基準値〇・〇一ppmの六倍にあたるクロルピリホスが、サンクス成増北口店（板橋区）の「六品目のほうれん草のごま和え」からも基準値の二倍のクロルピリホスが検出されたのである。

これらのホウレンソウはすべて中国産であることが、その後農民連によって確認されている。なお、エンドリンは有機塩素系の殺虫剤で、日本では七五年に使用が禁止された。石黒所長は、こう強調している。

「わずか一一件しか検査していないのに、こんなに違反があったので驚いています。生鮮ホウレンソウの基準値を超える残留農薬が含まれた惣菜が実際にお客の口に入っているのは、大変なことです。厚生労働省は大至急、外食店の実態調査を行い、国民の安全を守ってほしい」

厚生労働省の情報提供を受けて、東京都も重い腰を上げた。五月二三日になって、「ジョナサンが原材料として使用していた中国産冷凍ホウレンソウから、基準値を三〜一二倍も超える〇・〇三〜〇・一二ｐｐｍのクロルピリホスが検出された」と発表したのだ。

これは、前年一二月に貿易会社エス・エイチコーポレーションが中国から輸入した四四トンの冷凍ホウレンソウの一部。ちなみに、エス・エイチコーポレーションはジョナサン同様に、すかいらーくのグループ企業で、すかいらーくの茅野亮《たすく》社長が社長を兼務している。ジョナサンでは、厚生労働省から残留農薬汚染の疑いがあると連絡を受けた四月末から使用を控えており、違反品の回収を行ったという。

五月三一日には、丸紅が中国から輸入していた「冷凍ほうれんそう五㎝カット」を自主検査した結果、何と基準値の一四倍にあたる〇・一四ｐｐｍと六倍にあたる〇・〇六ｐｐｍのクロルピリホスが検出された。この事実は、六月五日になって東京都が発表している。この商品は二月と四月にそれぞれ二〇トンずつ輸入したものだ。二月輸入分については、「ほうれんそうのごま和え」など六つの製品に加工されて、ローソンで販売されていた。丸紅では今回違反が見つかった二カ月分だけでなく、過去に販売した分も自主的に回収したという。

さらに、この冷凍ホウレンソウは、農水大臣が認可した国内の登録認定機関である日本オーガニック農産物協会によって、有機農産物の認証を受け、「有機ＪＡＳマーク」が付けられていたことがわかった。なぜ有機の認証を受けた農産物から基準値を超える残留農薬が出たか、という点については謎のままだが、この一件で有機認証制度の信頼が大きく揺らいだことは間違いない。

その後も冷凍ホウレンソウの摘発は続いている。六月六日に千葉市が行った検査では、味の素冷凍食品（本社・東京都中央区）が中国から輸入した家庭用冷凍食品「ほうれん草」から基準値〇・五ｐｐｍの二倍のフェンバレレートが検出された。また、六月一二日には、東京都食品指導センターと中央区が共同で行った検査で、中央区にある輸入業者・蝶理《ちょうり》が中国から輸入した「茎無しホウレンソウカット」から基準値の何と二五〇倍にあたる二・五ｐｐｍのクロルピリホスが検出された、と東京都が発表した。このため、中央区では両社に対し、違反品の回収を指示。在庫品は封印して保管させる措置をとった。

七月に入ると、ミスタードーナッツが販売しているラーメンの薬味に使われた中国産冷凍ネギから基準値を超えるクロルピリホスが検出された。続いて、中国産セロリや中国産冷凍枝豆からも違反が見つかる。こうしたケースは、まだまだ相次ぐはずだ。

検査体制の強化によって、新たな違反がイモづる式に発覚したのである。これは、輸入野菜の安全性を高めるために、検査が有効であることを示している。厚生労働省は業者に対して冷凍ホウレンソウの輸入を自粛するよう指導することを決め、与党は食品衛生法を改正して違反が相次ぐ食品の輸入を禁止する方針だ。しかし、対策は後手に回っている。政府や自治体、輸入業者には、徹底的な検査を改めて望みたい。

第5章　中国版「沈黙の春」

◆無視された取材申請

農薬汚染による人類や環境への禍について警告した書に、レイチェル・カーソンの『沈黙の春』（Silent Spring）がある。

一九六二年に出版されたこの本は、雑誌『ニューヨーカー』に連載中から大きな反響を呼び、アメリカ国内での発行部数が一五〇万部を超えるベストセラーになった。その後、二〇以上の言語に翻訳され、農薬の危険性を説く世界各国の科学者や運動家のバイブルとなっている。評論家の筑波《つくば》常治《ひさはる》は日本語版文庫本（新潮社、一九七四年）の解説で、「最近のいわゆる公害問題を、もっとも早い時期に先取りして論じたものであり、極言すると二十世紀後半の科学技術史上、とくに注目されてしかるべき業績のひとつ」（三四九ページ）と、その意義を評している。

カーソンは一九〇七年、ペンシルヴァニア州に生まれ、ジョンズ・ホプキンス大学の大学院で動物学を専攻。卒業後アメリカ政府漁業局に就職し、広報誌の編集と執筆に携わる。勤務のかたわら、海の生き物に関するエッセイを書き、『われらをめぐる海』がベストセラーになる。四五歳からは執筆に専念し、『沈黙の春』を出版した二年後の六四年、五六歳で永眠した。

彼女が『沈黙の春』を取材・執筆したのは、一九五七年ごろにDDTの散布による被害を訴える読者からの手紙が数多く寄せられたことがきっかけだった。五〇年代後半のアメリカでは、DDTやBHCなどの有機塩素系殺虫剤、マラソンやパラチオンなど有機リン系殺虫剤、それに除草剤などが大量に生産され、使用されていた。六〇年の化学合成殺虫剤の生産量は二八万七〇〇〇トンと、一三年前の五倍に増えていたという。

その結果、すでに自然生態系に異変が起きていた。春になっても花の受粉を媒介するミツバチやチョウが飛ばず、鳥のさえずりは聞こえず、鶏が卵を産んでも雛が孵《かえ》らなかった。死んだ魚が川面《かわも》に浮かび、多くの小動物は生殖機能をやられて激減した。こうした事態を、カーソンは沈黙の春と呼んだのである。

第二次世界大戦中に発疹チフスを蔓延させたシラミの駆除に絶大な威力を発揮したDDTは、人体に無害な殺虫剤として広く使われたため、その危険性について警告する科学者はほとんどいなかった。

しかし、カーソンは、ＤＤＴやＢＨＣなどは食物連鎖によって最後は人体に濃縮されてさまざまな障害を引き起こす、残留性が高いためにいったん人体に取り込まれると排出されにくい、さらには胎盤を通って母親の体内から胎児に移行して子どものからだを汚染していく、などの点を指摘した。同時に、こうした化学合成殺虫剤は一種類だけでも有毒だが、これらを何種類も併用したとき、相乗作用によっておそろしい威力を発揮し、おびただしい中毒が起こると、警鐘を鳴らしたのである。

では、どうしたらよいのか。『沈黙の春』でカーソンは書いている。

「解決する道は、ただ一つ。もっと毒性の少ない化学薬品を使うこと。そうすれば、たとえ使用法を誤っても消費者に及ぶ害はぐっと減るだろう」（二一九ページ）

また、こうも警告している。

「一回だけでもいい。大量の化学薬品にからだをさらせば、急性の中毒におちいる。農夫、撒布夫、パイロットなど、多量の薬品をかぶって急に病気になったり死ぬことがある。いたましい事故が起らないように対策をたてなければならない。だが、身近の、直接の被害にばかり目を奪われてはならない。少量の薬品でもよい。じわじわと知らないあいだに人間のからだにしみこんでゆく。それが将来どういう作用を及ぼすのか。こういうことこそ、人類全体のために考えるべきであろう」（二二二ページ）

このカーソンの問題提起が近年、環境ホルモンの問題としてクローズアップされ、日本を含めた世界各国で研究が深められているのは、ご存知のとおりだ。

香港での取材や国内で収集した情報を総合した結果、浮かび上がってきたのは、中国ではいまだに「沈黙の春」が起きているのではないか、という疑念だった。後に述べるように、日本でも一九五〇年代に惨憺たる状況が起きていたし、その後、牛の歩みであったにせよ、事態を改善するための方策を講じてきた経緯がある。ということは、日中友好を進めるうえでも、日本の経験とその後の対応を中国に伝えられるし、それはきわめて有用ではないか。

そう思った私は、今度は正攻法で中国政府に取材を申し込むことにした。政府の担当部局で話を聞き、いくつかの地域で農業現場を見学して、実情を把握するとともに改善策を考える。そういった趣旨で、二〇〇二年一月末、取材受入れ窓口である中華全国新聞工作者協会に取材申請を出したのである。

しかし、残念ながら回答は来なかった。

◆日米での禁止後もＤＤＴやＢＨＣを使っていた中国

『沈黙の春』に影響を受けた作家のひとりが有吉佐和子だ。有吉には、老人の現実に迫った

『恍惚《こうこつ》の人』やアメリカの人種差別問題を扱った『非色』など、社会問題を扱った一連の話題作がある。そうしたなかで、『沈黙の春』に触発されて書いたとみられる『複合汚染』（新潮社、一九七五年）は、いまだに読み継がれている名著だ。農薬などの化学物質による環境汚染に警鐘を鳴らしたこの作品は、七四年に『朝日新聞』の小説欄に連載された。連載中から大きな反響を呼び、その後、単行本として刊行されたのである。

複合汚染というのは、たくさんの有毒な化学物質が相加的あるいは相乗的に作用することを指す。私たちの口に入る一つひとつの化学物質はごく微量でも、何百種類もが体内に入った場合に何が起きるのか。有吉は、その複合汚染の恐ろしさを文学作品として告発したのである。

評論家の奥野健男は文庫本（新潮社、一九七九年）の解説で、こう書いている。

「有吉佐和子は今日の工業生産中心の科学技術が、自然を、農業を、生活を、健康を、精神を、そして人間を手ひどく汚染し破壊し滅亡の淵まで追いやっている現実に、文学者として人間として黙って見過していられない危機を感じ、心の底から憂いかつ怒り、そして叫ばずにはいられなかったのである」（五〇九ページ）

そして、この作品が小説と呼べるかどうかという論争点について、有吉本人は作品中で「この小説（と言っていいかどうか知らないけど）」（二二八ページ）と書いているが、奥野は「ひとりの文学者が、その人間的、文学的必然性により、やむにやまれぬ気持で、文学者としての全身全霊を傾けて表現した感動的な文学作品なのである」（五〇七ページ）と喝破している。『複合汚染』についてはは後でもう一度ふれるが、実は有吉にはこの続編にあたる作品がある。それが、『有吉佐和子の中国レポート』（新潮社、一九七九年）だ。

有吉は七八年の夏、かつて住んだこともあり、数多くの友人・知己がいる中国国内を旅行し、中国での農業とくに農薬の使用状況について調べたレポートを、今度は『週刊新潮』に連載した。彼女がニュースソースとなって郭沫若《かくまつじゃく》の死が世界に先駆けて報道されたことや、革命で断罪された地方の地主のインタビューなどの記述も興味深いが、ベールに包まれていた中国における農薬の使用状況のレポートとしても、他に追随を許さない内容である。

有吉はこのとき、上海市や遼寧省瀋陽市などの六つの人民公社とその下部組織である三つの生産大隊を訪れている。中国では当時、人民公社とその下部組織である生産大隊・生産隊によって農業生産が行われていた（八〇年代前半に人民公社は解体され、人民公社は日本の町村役場にあたる「郷鎮」に、生産大隊は「村」になった）。

たとえば、河北省遵化《じゅんか》県の建明人民公社は、戸数三一七〇戸、人口は一万六〇〇〇人。労働者五四〇〇人が、約一三〇〇haの耕地で農業を営んでいた。また、西舗生産大隊は、建明人民公社内にある二一の生産大隊のひとつで、戸数二四〇戸、人口一二〇〇人。労働者五三〇人が、八〇haの耕地で農業を営んでいた。

中国での農薬使用に関して、有吉レポートでわかった新事実がある。それは、日本やアメリカではすでに使用禁止になっていたDDTやBHCをはじめとするさまざまな農薬が、いくつかの地域で使われていたことだ。

西舗生産大隊では、増産につながるとしてDDTやBHCなどが一九五五年ごろから、有機リン系殺虫剤のジメトエートは六一年から使われていた。DDTは害虫を殺すために、トウモロコシの芽に噴霧器で吹き付けられていたほか、果樹を栽培する際にも花に吹き付けられていた。BHCは、コウリャンや粟、トウモロコシなどの害虫を殺すために散布されていた。しかし、生産大隊には化学記号のわかる人がひとりもおらず、農薬の危険性についてはまったく知らなかったそうだ（化学肥料も五三年から使われ、最初は日本からの輸入品を使っていたという）。

当時、中国では人糞や家畜糞を使った有機農業が行われている、と信じられていた。ところが、すでに河北省の片田舎でも農薬や化学肥料が使われていたのである。そのときの驚きを、有吉は次のように記している。

「『えッ』。私は仰天した。日本がようやく七年前に使用と販売を禁止したDDTが、この西舗という北京から四時間で着いてしまう山間僻地で使われているというのか」（六七ページ）

「亜熱帯ですらないこんなところで、DDTが現在も使われているというのはどういうことだろう。私は、日本もアメリカも、使用と販売が禁止されながら、製造禁止になっていない事実を思い起こさないわけにはいかなかった。まさか中国の山間僻地に来て、化学肥料や農薬についてて耳にするとは思わなかったのだ。何を見ても、そのことが頭にこびりついて離れない」（七四ページ）

◆蛙が少なくなっていますよ

いったんはＤＤＴやＢＨＣを使ったが、自主的に使用を止めた生産大隊もあった。瀋陽市の瀋陽五三人民公社では、ＢＨＣとＤＤＴについては、人体に残留する毒性があるという外国からの情報をもとに、六四年にＤＤＴの、六六年にＢＨＣの使用を止めていたのだ。有吉によれば、世界に先がけてＤＤＴの規制に踏み切ったのはハンガリーで六七年。その後、アメリカが六九年、日本が七一年だから、世界でもいち早くＤＤＴの使用を止めた地域だったと言える（ただし、ジメトエートやディプテレックス、マラソンなどの有機リン系殺虫剤は広く使われていた）。

肥料については硫安や硝安、尿素などの化学肥料も使っているが、人間や家畜の糞尿も使っていた。化学肥料は「好ましくないので、なるべく使わないようにする」とされ、公社全体では化学肥料四〇％に対し有機肥料六〇％の比率だった。

また、江蘇省の蘇州長青人民公社では、値段が高すぎるためＢＨＣの使用を六六年に止め、

ＤＤＴについては一度も使っていなかった。年に一度だけ有機リン系殺虫剤のホリドールとテップの混合液を散布する。散布は専門家である植物保護員が皮製の長い手袋とマスク、長ズボン姿で肌を出さないようにして行う。散布した後には旗を立てて、子どももおとなも近づけないようにするという。人民公社革命委員会の担当者は有吉に対して、こう話している。

「『だけど、農薬は使いたくないのですよ。第一に抗薬性があって、今年の薬は来年は効かなくなるし、第二は人体によくないです。おまけに値がはるし、いいところはどこもない』

『益虫も死ぬしねえ』

『それなんですよ！　蛙が少なくなっていますよ、本当です』」（二一八ページ）

旅の終わりでＤＤＴを初めから使わなかったり早期に止めたりした事例に出くわし、やむを得ずに化学肥料を使ってはいるが人糞尿を重視していることを知って、有吉は我が意を得たようだ。同時に、一カ所だけ見てこうだと言えない中国という国の広大さを改めて認識した、と旅を総括している。

◆農薬汚染大国・中国

中国という広大な大地のいくつかの点を訪れて農薬の使用状況を見たのが有吉レポートだっ

たが、全体状況はどうだったのだろうか。

中国の農薬使用を専門に研究している日本の研究者をずいぶん探したが、現在に至るまで見つけられないでいる。中国農業の専門家は多数いるが、農薬についてはほとんどフォローしていない。その理由について、大東文化大学国際関係学部の小島麗逸教授は、「政府当局が公表した農薬に関する資料がないために、研究のしようがなかった」と説明している。

小島教授はアジア経済研究所で長く中国研究に携わり、中国経済論が専門だが、中国の環境問題についても多くの論文を発表している。とくに、日本貿易振興会（ＪＥＴＲＯ）が出している月刊誌『中国経済』誌上で、九六年五月号から九八年四月号まで二年がかりで連載した「環境・生態系問題」という論稿は、中国政府当局が公表した資料をまとめた貴重な情報源だ。

実は、このなかにひとつ国際的なスクープ情報が混じっている。それは、九七年二月号と三月号の二回にわたって掲載された「環境・生態系問題（Ⅶ）―１９８２年の環境・生態系状況―」という論稿である。

中国政府は八九年から毎年、日本の環境白書にあたる『環境情況公報』を公表している。小島教授は、その前身とも言える「１９８２年度中国環境状況報告」があることを突き止め、入手したのだ。そして、その第二部である「我国の環境状況・環境汚染と汚染による被害額推計」の抄訳を暴露したのである。しかし、この論稿は関係者を仰天させるにとどまり、マスコミに取り上げられることはなかった。

小島教授は「この件について直接会って取材したい」という私の申し出に応じなかったが、「この論稿の公表については農水省からクレームが来たが、もう古い資料だから時効だと言って、振り切って公表した」と電話でコメントしている。

小島教授によると、「1982年度中国環境状況報告」は第二回全国環境会議議事録の付属文件として印刷され、八五年になって『中国環境保護10年　1973〜1983年』というタイトルで中国環境科学出版社から刊行された。しかし、報告書の冒頭に「本出版物は内部発行で管理を厳しくしなくてはならない。書中で言及されている全国環境情況の数値は公開で引用してはならない、秘密保持に注意すること」と記され、国外への持ち出しは厳禁だったという。

そのなかには農薬汚染の項目があり、驚くべき内容である。中国がそれまでに使用してきた農薬はＢＨＣとＤＤＴが主体で、一九五〇年の使用開始から三〇年間に使用したＢＨＣが四〇〇万トン、ＤＤＴが五〇万トンに達したという。ちなみに日本の場合、一九四八年から七一年までの二四年間に生産されたＢＨＣが約三九万トン、四七年から七一年までの二五年間に生産したＤＤＴが約四万トンだが、どれだけ使用されたかはわかっていない（植村振作ほか『農薬毒性の事典』三省堂、一九八八年、一三七・一五六ページ）。では、農薬汚染の実態はどうなっていたのか。サンプル検査の結果をみていこう。

①農産物（穀物や野菜など）

七八年から八〇年にかけて一六の省と市、自治区で、一九一四を検査。ＢＨＣの検出率はなんと一〇〇％、国の食品衛生基準である〇・三ｐｐｍを超えたものが一六・五％。ＤＤＴの検出率は四九・八％、食品衛生基準を超えたものが二・八％。

②油料作物（油を搾るための作物。大豆、菜種、ゴマなど）

七六年から七七年にかけて一六の省と市、自治区で、四一四を検査。ＢＨＣの検出率は七二・七％、国の食品衛生基準である一ｐｐｍを超えたものが一六・九％。

③タバコ

七五年から八〇年にかけて一六の省で、二五六本を検査。ＢＨＣの検出率は九八・八％で、含有量は平均一二三九ｐｐｍ。国の基準はなかった模様だが、ドイツのγ《ガンマ》ＢＨＣの許容基準値が二ｐｐｍだから、とんでもない高い値だったことがわかる。ＤＤＴの検出率は九八％で、過去六年間で改善がない。

④茶

七五年から八〇年にかけて主要生産地である一一の省で検査。ＢＨＣ含有量は平均〇・四五ｐｐｍで、日本の許容量の二倍を超えていた。ＤＤＴ含有量は平均〇・二八ｐｐｍで、許容量〇・二ｐｐｍを超えたものが四四・二％。

統計の羅列で恐縮だが、汚染のひどさを知ってもらうために、畜産物に関する検査結果も引き続き引用したい。『沈黙の春』の紹介で説明したように、ＢＨＣやＤＤＴなどの有機塩素系殺虫剤は食物連鎖によって、農産物を食べる魚や鳥、牛などの体内に濃縮されて蓄積され、ピラミッドの最上位に位置する人間のからだに集まるしくみになっている。

⑤鶏などの家禽類

七九年から八〇年にかけて一一の省と市で、二三六を検査。脂肪に含まれるＢＨＣ含有量は平均二・六七ｐｐｍで、検出率は一〇〇％。国の食品衛生基準である四ｐｐｍを超えたものは三七％。同じく脂肪に含まれるＤＤＴ含有量は平均一・一ｐｐｍで、検出率は一〇〇％、基準四ｐｐｍを超えたものが一五・八％。肉の部分もほぼ同様の結果で、検出率は九九％。

⑥卵

七六年から七七年にかけて各地で六七六を検査。ＢＨＣの検出率は八七・四％、国の食品衛生基準を超えたものが二四・一％。ＤＤＴの検出率が五四％、基準を超えたものが八・六％。

⑦豚肉

上海市や山東省、湖北省などで生産している輸出用豚の赤身肉を検査。ＢＨＣの検出率は一〇〇％、国の食品衛生基準である〇・五ｐｐｍを超えたものが二三・八％。ＤＤＴの検出率は一〇〇％、基準を超えたものが二一・四％。

⑧魚
七六年から七七年にかけて一六の省と市、自治区で、六八八を検査。ＢＨＣの検出率は七七％、国の食品衛生基準である二ｐｐｍを超えたものは二二・四％。ＤＤＴの検出率は七九・八％、基準一ｐｐｍを超えたものが三二・九％。

つまり、政府公表の統計資料を使ってマクロに見た場合、有吉が現地調査を行った四年後にあたる八二年の時点で、ＢＨＣに関しては穀物や野菜類と鶏肉、豚肉の一〇〇％が汚染されていたわけだ。中国の農薬汚染は、地獄といってもよい惨憺たる状況だったのである。

こうした深刻な実態を突きつけられ、中国政府は八三年になってようやくＢＨＣとＤＤＴの使用禁止に踏み切る。だが、農薬汚染によって失った経済的な損失は一四六億五〇〇〇万元に上った、と報告書では試算されている。

この報告書の内容について、田坂校長は次のようにコメントしている。

「一読しただけで背筋が寒くなるような、凄まじいレポートです。日本で七一年にＤＤＴが使用禁止された直接の理由は、母乳や牛乳の深刻な汚染でした。母乳のＤＤＴが禁止直前に平均〇・〇六三ｐｐｍに達し、ＷＨＯがそれ以上だと乳幼児に危険であるとした〇・〇五ｐｐｍを上回っていたのです。母乳はだいたい牛乳の一〇倍ほど濃度が高くなります。ところが、この報告書を見ると、肉類など畜産品のＤＤＴが一ｐｐｍのオーダーで検出されていますから、母乳がものすごい汚染に曝されていたことが疑われます。

DDTには発ガン性のほか、環境ホルモン作用による胎児の中途半端な女性化の危険性が指摘されていますが、問題はいつまでも体内に残留し、子孫に受け継がれていくことです。DDTだけとっても、非常に恐ろしい状態だと思います」

◆深刻な同時発生的環境汚染

「一九八二年度中国環境状況報告」に書かれている当時の中国の環境汚染の現状は、もちろん農薬汚染にとどまらない。

たとえば大気中の浮遊粒子の一㎥あたり平均濃度は、北部都市が〇・九三㎎、南部都市が〇・四一㎎で、七一・四％の都市が国の環境基準値を超過している。外国の都市と比較すると、汚染のひどさは数倍から数十倍だ。北京の場合、浮遊粒子の濃度はロンドンの三〇倍、東京の一八倍に達し、年間二〇〇日前後にわたってスモッグが発生している。

大気汚染による農業への影響は六〇年代から出始め、七〇年代に入ると年ごとに深刻化していった。八一年に二四の自治体が行った調査では、大気汚染によって被害を受けた耕地は七四万haで、被害補償費を含めた損害額は五億一四〇〇万元と推定されている。

郵便はがき

料金受取人払

落合局承認

555

差出有効期間
平成16年5月
14日まで

郵便切手は
いりません

161-8780

東京都新宿区下落合
一—五—一—〇—一〇〇二

(受取人)

コモンズ 行

お名前　　男・女　（　歳）

ご住所

ご職業または学校名　　ご注文の方は電話番号

☎

本書をどのような方法でお知りになりましたか。

1. 新聞・雑誌広告（新聞・雑誌名　　）
2. 書評（掲載紙・誌名　　）
3. 書店の店頭（書店名　　）
4. 人の紹介　　5. その他（　　）

ご購読新聞・雑誌名

裏面のご注文欄でコモンズ刊行物のお申込みができます。書店にお渡しいただくか、そのままご投函ください。送料は380円、6冊以上の場合は小社が負担いたします。代金は郵便振替でお願いします。

読者伝言板

今回のご購入
書籍名

ご購読ありがとうございました。本書の内容についてのご意見、今後、取り上げてもらいたいテーマや著者について、お書きください。

<ご注文欄>定価は本体価格です。

安ければ、それでいいのか!?	山下惣一編著	*1500* 円	冊
食卓に毒菜がやってきた	瀧井宏臣	*1500* 円	冊
有機農業が国を変えた	吉田太郎	*2200* 円	冊
肉はこう食べよう，畜産をこう変えよう	天笠啓祐・安田節子他	*1700* 円	冊
都会の百姓です。よろしく	白石好孝	*1700* 円	冊
グリーン電力	北海道グリーンファンド監修	*1800* 円	冊
水とガンの深い関係	河野武平	*1600* 円	冊
遺伝子操作食品の避け方	小若順一他	*1300* 円	冊
危ない生命操作食品	天笠啓祐	*1400* 円	冊
アトピッ子料理ガイド	アトピッ子地球の子ネットワーク	*1400* 円	冊
自然の恵みのやさしいおやつ	河津由美子	*1350* 円	冊
エコ・エコ料理とごみゼロ生活	早野久子	*1400* 円	冊
木の家三昧	浜田久美子	*1800* 円	冊
〈増補3訂〉健康な住まいを手に入れる本	小若順一・高橋元他編著	*2200* 円	冊

また、国内四二都市の四四本の河川を対象にした水質調査では、全体の九三％が汚染されていた。このうち、汚染がとくにひどい都市が一四あり、吉林省長春市の伊通河《イートン》や上海市の蘇州河などは、川というより排水路になっているほどだという。

三九都市で行った地下水の調査では、三四の都市で基準を上回るフェノールや水銀、青酸化合物などの有毒物質が検出されたほか、一〇の検査項目のうちいずれかひとつが基準超過となった都市は三七に上った。

地表水とともに河川から海に入る農薬は年間一八万トン、化学肥料は二六八万トンと推計されている。とくに渤海や黄海、長江（揚水江）河口などの水質汚染はひどく、ＤＤＴやＢＨＣなど有機塩素系農薬の検出率は九九・六％に及んでいる。

こうした水質汚染の影響で、汚染物質による慢性中毒や死亡事故が年間一〇〇件以上起きている。東北部を流れる第二松花江周辺の住民の検診結果では、毛髪に含まれる水銀の量が九八〜一一八ｐｐｍで、日本の水俣病の下限値である五〇ｐｐｍを大きく上回り、数人にメチル水銀中毒の症状が見られた。このほか、貴州省銅仁《ドンレン》、湖南省新晃《シンホワン》、広州市郊外の古い灌漑区などで、住民の水銀蓄積値が正常値を超えていた。また、広西壮族自治区陽朔、湖南省株洲、瀋陽市張士《チャンシー》灌漑区などでは、住民の毛髪や尿中のカドミウムの値は正常値の一五倍に達し、カドミウムによる慢性中毒患者が出ている。

つまり、この報告書は、八二年の時点で中国でも水俣病とイタイイタイ病が発生していたことを明らかにしているのである。

水質汚染による農業への影響は深刻で、重金属などの有毒物質によって汚染された農地は六三万haに及び、土壌汚染とアルカリ化や酸性化などの土壌破壊が進んでいる。カドミウムに汚染された農地は一一の省と市で六七〇ha、水銀に汚染された農地は一五の省と市で一六一〇haに及び、一年間にカドミウム汚染米が五万トン、水銀汚染米が一九・五万トン、鉛やヒ素の汚染米が二五万トン以上ある。これらの米は食用にできないが、密かに民間に流れ、食用に供されているという。

そして、報告書には、環境汚染の「深刻さの程度は経済の発展水準とつり合っていない」と記されている。

小島教授はこの中国の実態を「圧縮型の環境破壊」と呼び、講演で次のように述べている。

「先進国の環境破壊は、産業公害、都市公害、そして地球環境問題へと段階を経てきています。われわれはこの段階を追って、それぞれに対策を練ってきました。ところが、中国を含めた発展途上国の場合は、それらの段階的なものが同時に起きているのです。これはきわめて深刻な事態であり、先進国のケースと比べても、解決ははるかにむずかしいでしょう」

東京都で長年にわたって公害行政に携わってきた菱田一雄氏は、この報告書が出る前年の八一年、環境問題の専門家を派遣してほしいという中国政府からの要請で組まれた訪中団のメンバーとして、初めて中国を訪れた。菱田氏は当時の印象を振り返って語る。

「社会主義国には公害がないと経済学者は言っていましたが、現地は聞きしにまさるひどい状態でした。北京市や上海市、瀋陽市などの大都市では、暖房用の石炭の燃焼などによって、肉眼で見えるばいじんが一カ月一㎢あたり三〇〜七〇トンも降り、同じ時期の東京二三区の七〜一七倍。日本でもっとも汚染がひどかった六〇年代の工業地帯の状況にそっくりでした」

菱田氏はこの訪中がきっかけとなり、その後二〇年あまりにわたって中国政府や自治体の環境対策担当者や大学教員らに、公害防止の技術や行政、法律などについて指導することになる。いまも年に何回か中国を訪れる菱田氏によれば、中国政府や関係機関の努力にもかかわらず、中国の環境汚染は改善されておらず、むしろ悪化する傾向にある。

たとえば、大気汚染の指標のひとつで、酸性雨の原因でもある二酸化硫黄（SO_2）の排出量でいうと、日本の場合、七七年に年間五〇〇万トンだったのが現在は八分の一以下の六〇万トンにまで削減されたのに対して、中国では八一年に一八〇〇万トンだったのが現在は二三〇〇万トンに増えているという。また、大気汚染を防止する対策のひとつに、火力発電所に本格的な排煙脱硫装置を設置する方法がある。日本の場合、六七年にゼロだった排煙脱硫装置が現在は約二三〇〇基なのに対して、中国では四川省重慶市の火力発電所など三基にすぎない。

「日本は一人あたりGNPの一・五%が環境対策に振り向けられていますが、中国は〇・七%にとどまっています。経済活動によって環境は常に汚染されていくものですから、おそらく一%を超えないと、環境の悪化は食い止められないでしょう。

中国企業の多くはいまだに、ちょうど日本の六〇年代のようにモノづくりに熱狂していて、本気で公害を防止する段階に至っていません。中国政府は日本やヨーロッパなど先進国の環境関連の法律を詳しく調べて、いわばよいとこ取りで法律を整備しましたが、ハードルが高すぎて現実と合っていないのです。小学生に東大を受験しろと言っても、誰も勉強しないのと同じですよ。いまのところ、中国政府がいくら強い姿勢で臨んでも、環境汚染が早期に改善されるとはあまり考えられません」

つまり、大気汚染や水質汚染による農産物の汚染も、改善される見通しは立たないということだ。中国で安心して安全な農産物が食べられる日が来るまで、まだまだ道のりは遠いようである。

第6章　毒菜死者年間五〇〇人？

◆変わらぬ汚染状況

その後、中国における惨憺たる農薬汚染は、改善されたのだろうか。断片的な情報はたくさん集まってきたが、最近の、つまり二〇〇〇年前後の状況を示すものはあまり見つからない。また、農薬の使用と汚染状況をトータルに概観したものはほとんどなかった。

唯一、体系的な情報がまとめられていたのが、PAN（国際農薬監視行動ネットワーク）アジア太平洋が一九九七年に刊行した『CHINA』というレポートである。これは、アジア各国の農業事情をまとめた「Changing Acres（変わる大地）」というシリーズの中国版で、執筆者は国家環境保護総局の下部機関である南京環境科学研究所のジャン・シリュー教授らだ。

PANは危険な農薬をなくしていこうという国際的なネットワークで、八二年にIOCU

（国際消費者機構）を母体に、一六カ国三九団体が参加してマレーシアのペナンで結成された。現在はアジア、北アメリカなど五つのエリアに地域センターが設置され、六〇を超える国から六〇〇以上のＮＧＯや個人が加わっている。

ＰＡＮの最大の活動は、八五年から展開したキャンペーンである。ＤＤＴ、ＢＨＣ、パラチオンなど毒性の非常に強い一二の農薬にしぼって、使用・製造・輸出入を禁止もしくは規制するよう各国政府や国連食糧農業機関（ＦＡＯ）に働きかけた。また、農薬に関する情報の収集と公開も積極的に行っている。

『ＣＨＩＮＡ』は、ＰＡＮ日本代表でもあるアジア学院の田坂校長が持っていたものをコピーさせてもらったが、英文だったためにしばらく放置していた。かなり経ってから意を決して読んでみると、重要な情報が書かれていたのである。

ジャン教授がまとめたデータによると、中国国内の農薬の年間使用量は約一〇〇万トンに上る（九六年）。一haあたりでは一〇・五kgとなり、一〇年前の八六年の日本に匹敵し、欧米を大きく上回っている（一五一ページ参照）。ちなみに、農薬使用量については、『中国農村統計年鑑』に数字が公表されており、公式データとしてはこれを使うべきだろう。それによると二〇〇〇年の年間使用量は一二七万九〇〇〇トンで、一〇年前の一・七倍に達し、約五〇万トンも増えている。中国共産党の機関紙のひとつで、科学技術専門紙である『科技日報』には、中国の農薬使用量は世界一と記されている。

使われたおもな農薬の種類は約三〇で、内訳（九五年）は殺虫剤が七四・八％、殺菌剤が一〇・四％、除草剤が一三・八％である（生産できる農薬は二一八種類で、銘柄は五〇〇を超える）。また、九六年の輸出量は約四万トン、金額にして二億七六〇〇万ドル、九五年の輸入量は七万八〇〇トンだ。

さて、ジャン教授のレポートを見ていこう。レポートによると、中国では過去四〇年間にわたって農薬が使われ、害虫の防除によって農産物の増産に貢献してきた一方で、不法な使用が環境汚染や生態系の破壊、健康障害などのさまざまな問題を引き起こしてきた。

ＤＤＴやＢＨＣは八三年に禁止されたために環境汚染は顕著に軽減されたが、それに代わって用いられた有機リン系農薬の汚染がひどい。不適切な使用やズサンな管理によって、中毒が頻発している。過去一〇年間の関連した統計によれば、毎年一〇万件の農薬中毒事件が発生し、死者は一万人以上だ。

中毒事件を引き起こす農薬の八割が殺虫剤で、パラチオンやカルボフランなどがあげられている。気温が高く、病虫害が広がりやすい七～八月が、年間の八割を占める。生産現場での中毒事件は、農薬散布の際の不十分な防御に起因する。皮膚から体内に入ったケースが九二～九七％で、消化器や呼吸器から体内に入ったケースは三～八％にとどまっている。こうした中毒事件の本当の原因は、農民たちが長袖の服や手袋、マスクなどの防御手段をつけずに農薬を撒布することにある。

また、農民はしばしば、殺虫剤が入っていた古いガラスビンなどの容器に水や料理に使う油を入れたり、反対に酒やソーダの空ビンに殺虫剤を入れたりして中毒を起こしているという。ズサンな管理や不適切な貯蔵がもとで、農薬を使った犯罪や自殺もかなり起こっている。

いくつかの地域では、大量の農薬のズサンな使用によって穀物や野菜に高濃度で残留し、農産物の質を低下させた。農薬散布率がきわめて高いいくつかの経済先進地域では、高濃度に残留する有機リン系農薬によって食中毒事件が頻繁に発生し、人や家畜の健康を脅かしている。中国政府は九三年に、クロルディメフォルムの生産を止めた。だが、クロルディメフォルムやニトロフェンのように、慢性毒性があってガンや奇形、突然変異を引き起こすことが実証された農薬が二〇年以上にわたって使用されてきたのだ。

四川省のある郡では、農薬によって汚染された水を数千人の村人が飲み、皮膚や粘膜の病気にかかったほか、家禽が死に、家畜が中毒を起こした。汚染された水で農地を灌漑してきたため、農産物が実っても収穫できなかったり実らなかったりした農地もかなりの面積に上る。

高い濃度で農薬が散布された地域では、蛙や魚の数が減り、田んぼのうなぎやどじょうが姿を消した。また、野鳥や家禽、家畜などが中毒になって死んだり病気にかかっている。最近では、散布後に風で撒き散らされた農薬によって大量の蚕が死んだ事件も起きた。

読んでいただいておわかりのように、このレポートには、中国で起きている農薬汚染の現状が、短文であるが生々しく描かれている。まさに、中国でも『沈黙の春』が起きていることの決定的な証拠と言ってよいだろう。ジャン教授は、こう書いている。

「これまで述べてきたように、中国における農薬使用の問題はきわめて深刻であると認識せざるをえない。ほとんどの問題は、農薬のいい加減な管理とズサンな使用によるものだ。中国では、大半の農薬工場が廃水を処理せずに垂れ流している。農薬の管理や貯蔵、保管はまったくの無法状態に置かれているのだ。農民たちは、限られた知識によって農薬を誤用し、濫用している。ほとんどの農民は農薬を使う際に、『農薬の安全な取扱いに関する決まり』に定められた指示に従わない。したがって、農薬管理の仕方を改善すること、農薬の適切な使用を確実にすること、農薬による環境汚染を減らすための包括的な管理技術を広めることが絶対に必要である。同時に、農民たちの文化的資質の底上げが差し迫った課題となっている」

このほか、『極東経済レヴュー』では特派記者の報告として、天津市にある天津化学工場でいまだにＤＤＴが製造されている実態がレポートされている。この記事によると、天津化学工場では九〇年代なかばまで年間五〇〇〇トンのＤＤＴが生産されてきた。その後減ったものの、年間二〇〇〇トンが生産され続けているという。

七〇年代以降、ＤＤＴの使用を禁止する国が相次ぎ、ＤＤＴを含む一二の有害物質の生産・使用を禁止する「残留性有機汚染物質に関するストックホルム条約」も二〇〇一年五月に採択された（ただし、マラリア撲滅に効果のある代替薬品が見つからないために、アジア・アフリカなどの国々では、マラリア対策に限ってＤＤＴの使用を認められている）。

中国の場合、八三年にＤＤＴの使用が禁止されたにもかかわらず、マラリア対策ではなく食料増産の目的で生産が続けられ、国内で使われてきた。また、天津化学工場で生産されたＤＤＴの製品は英語で表示されており、つい最近まで輸出品のリストに入っていたというから、海外に輸出されていたと見て間違いない。実際、アメリカやヨーロッパに輸出されるお茶や蜂蜜、野菜や果物などからＤＤＴが検出され、一時的に輸出禁止の措置になるケースが続いた。

中国政府は輸出に支障をきたさないようにするために、対外的にはＤＤＴの使用を禁止しているという姿勢をアピールしている。しかし、政府農業部は、国内で過去に大量に使われ、増産に寄与してきたと評価しており、ストックホルム条約の適用から除外し、条件付きで生産と使用を認めるように求めている。これに対して、著名な農業学者であるイー・ヨンホンは「ＤＤＴが多大な害悪を及ぼすのは周知のことだ。製造工場は停止し、工場幹部は逮捕されるべきだ」と批判しているという。

◆農薬中毒の実態

農薬による中毒事件について、ジャン教授は「毎年一〇万件、死者一万人以上」という数字を示している。この場合の中毒事件とは、毒菜を食べての中毒を含むが、農業生産過程での職業被曝と自殺や犯罪など全体の数字とみるべきだろう。

『CHINA』巻末のデータには、説明はないが、八〇年代に起きた農薬中毒事件の統計が掲載されている。

このデータによると、中国国内の農薬中毒者の数は八一年一年間で二八万九〇〇〇人で、死者は一万八七〇〇人。このうち、職業被曝は二二万八〇〇〇人（全体の七九％）、職業被曝による死者は四五〇〇人（二四％）だった。八五年の中毒者は一〇万七〇〇〇人、死者は一万二五〇〇人。このうち、職業被曝は四万二〇〇〇人（三九％）、職業被曝による死者は三三〇〇人（二六％）で、中毒者数の激減が目立つ。おそらく、DDTやBHCなど有機塩素系農薬の使用禁止が原因にちがいない。

八九年は江蘇省や福建省、上海市など六つの省と市の総計なので、一概に比較できないが、中毒者は四万八九〇〇人、死者は五四〇〇人だ。このうち職業被曝は一万三〇〇〇人（二一％）、職業被曝による死者は七七人（一・四％）となっている。

一方、ＰＡＮはホームページ上でニュースレターを公表している。ＰＡＮ北アメリカが九六年六月に発行したニュースレターには、中国国家統計局の報告書の内容が紹介されていた。

それによると、九五年には二七の省・自治区（中国の国家統計では台湾を台湾省として含んでいるが、ここでは除外している）で四万八三七七件の農薬中毒事件が発生し、三二〇四人が死亡した。件数は前年より一三％増えている。江蘇省、山東省、安徽省に集中し、この三省で全体の七六％を占めているが、その理由については書かれていない。職業被曝のケースは一万五三〇〇件に上り、中毒を引き起こした農薬の九〇％は殺虫剤で、その九一％は有機リン系である。なかでも、パラチオン、メタミドホス、オメトエートの三つで六割を占めている。

そして、何人もの専門家が、農薬中毒の実数は公式発表よりもずっと多いという見方を取っている。農薬中毒の報告のしくみは九二年にできたばかりで、改善する必要がある。報告のしくみが確立されていない地域やしくみが限られている地域もあり、全体の六割しか上がってきていないという評価もある。

また、ＰＡＮ北アメリカが九四年三月に出したニュースレター（『人民日報』の記事を伝えたロイター電の再録）は、年間一万人を超える農民が農薬中毒で死亡している原因を明らかにしている。それは、農民たちが裸足で、マスクや手袋といったごく初歩的な安全対策も取らずに農薬を散布していることに加えて、複数の種類を勝手に混ぜた自家製農薬が非合法に流通しているためであるという。

山東省、江蘇省、河北省、河南省の穀倉地帯では、無許可の農薬が使用農薬の三〇%に上っているという調査結果もある。このため、政府農業部は、農薬の製造企業や輸入業者には必ず政府の許可を受けさせて、無許可の農薬を市場から駆逐する施策を取っている。

さらに、PANアジア太平洋の九三年三月のニュースレターには、農薬による健康への影響と予防について研究した中国予防医学アカデミー労働医学研究所のシュ・ヤンチェンらの論文が掲載されている。この論文によると、九三年に二七の省・自治区で起きた農薬中毒事件は五万二二八七件で、死者は六二八一人だ。このうち、栽培過程での職業被曝が一七・八%、残りの八二・二%は意図的なケースである。そこには、自殺や他殺だけでなく、農薬の誤用も含まれる。

この論文で注目すべきは、混合農薬による事故の発生を指摘している点だ。九六年の時点で中国国内で登録された農薬は一六〇〇種類で、このうち六割が殺虫剤となっている。おもな殺虫剤は有機リン系、ピレスロイド系、カーバメート系などだが、加えて有機リン系を中心にした混合農薬が六〇〇種類以上あるという。混合農薬が登場した背景には、害虫に抵抗性が生じて一種類の農薬では効かなくなった深刻な状況がある。

そして、農薬を混ぜたり積み込んだり包装したり貯蔵したりする過程で、職業被曝が引き起こされ、突発的な中毒事故が起こる危険も高まっているという。シュらは「法的な規制のみならず、農薬管理の実践や農民たちの訓練、より安全な農薬の開発などが災厄を避けるために必要だ」と説いている。

PANのニュースレターは中国国内や欧米の新聞が報道した農薬に関する記事を再録しただけのものが多く、すべてが正確とは言えないだろう。だが、その情報を見るかぎり、中毒者・死者ともにしだいに減る傾向にあるとはいえ、農薬による膨大な被害者が出ている事実は変わらない。

◆農薬中毒推定一〇〇万人

取材を続けるうちに二〇〇二年四月下旬、中国における農薬中毒の実態について調査した日本人研究者をついに見つけた。富山県農村医学研究会事務局長で、富山県厚生農業協同組合連合会健康管理課の大浦栄次課長だ。

大浦課長がこれまでに手がけた大仕事のひとつに、富山県内の農薬中毒の実態調査がある。内科や皮膚科など五つの科について県内すべての医療機関六五〇カ所に毎年二回、往復ハガキで農薬中毒の有無を尋ねる。そして、「あり」と回答した医療機関に詳細な調査用紙を送って、農薬中毒の概要や治療状況について調べてきたのである。農薬中毒についてこれだけきちんとしたデータがあるのは、日本では富山県だけだという。

その大浦課長が初めて中国にかかわったのは九一年、北京で開催された国際農村医学会に参加したときだ。富山県における農薬中毒の調査について報告したところ、河南省医政処の秦太鋅処長が「ぜひ、うちの省に来て、指導してくれないか」と言ってきた。秦処長は「救急外来のうち六〜七割の患者が農薬中毒や農薬災害による」と話したそうだ。

翌九二年になって、河南省と富山県農村医学研究会（越山健二会長）による農薬中毒の共同調査が正式に決まり、九三年に河南省温県と武陟《ぶちょく》県で、大浦方式によるアンケート調査が行われた。二県を選んだのは、人口の合計が八九万人で、富山県（当時一一二万人）と近かったためである。

その結果、九〇〜九三年の四年間に、河南省二県の医療機関で治療を受けた農薬中毒者は五六三人、そのうち死者が一二人だった。年別では九〇年が八八人、九一年が八七人、九二年が三五八人、九三年が三〇人だったが、過去の事例を思い出して記録してもらったので、九二年の数字が実数に近いと推定される（九三年の数字は一部のみ）。

五六三人の内訳をみると、原因別では散布中の事故がもっとも多く六七％を占め、ついで自殺（未遂を含む）が二七％、誤飲が五％、食品の残留農薬による中毒が〇・九％、飲料水の汚染が〇・四％となっている。

年齢別では二〇歳代がもっとも多く四二％を占め、ついで三〇歳代が二三％、四〇歳代が一五％だ。この年代で八割を占めているのは、農村における労働の主力で、農薬を多く散布しているからである。自殺だけに限ってみると、二〇歳代が全体の五四％を占めている。これについて、ハルビン医科大学の于維漢名誉学長は当時「自殺をするのはおもに若い人たちで、結婚問題が原因で農薬を飲んで死にます。若い女性が結婚を反対されて自殺するケースが多いです」と述べていたという。このほか、誤飲による中毒二六件のうち一九件（七三％）は一〇歳未満の子どもたちで、飲み物と間違えて飲んでしまったものとみられる。

農薬の種類では、有機リン剤が九〇％と圧倒的に多く、ついでカーバメイト剤が五％、臭化水素菊酸（ピレスロイド剤）が三％。季節別では夏が多く、七月と八月だけで六五％、散布中の中毒に限ると八一％を占めていた。

大浦課長は、この調査結果と富山県での調査結果を詳細に比較検討している。人口一〇万人あたりの農薬中毒の人数を見ると、富山県が年間二人に対し、河南省は四〇・二人で、何と二〇倍に上っているのである。また、日本では自殺が多いのに対し、河南省では散布中の中毒が多いのが特徴となっている。そして、九〇年の中国全土の人口が一一億四三三三万人だから、単純に乗じると農薬中毒者数は全国で四六万人となる。一方、死者数一二人を年別の症例数で按分すると、九二年の死者数は七・六人。これを人口比で推定すると、農薬中毒による死者数は全国で九八〇〇人となる。

さらに、富山県農村医学研究会が九三年に行ったワークショップで、河南省焦作《チャオツオ》市人民医院内科の楊斌副主任が行った報告によると、焦作市内の二つの郷（人口計一五万人）で実施した調査では、農薬中毒者数は九一年が一一七人、九二年が一〇八人で、このうち死者数は二年間で八人。このほか、発見した際に死亡していたケースが一四例あったという。そして、死者を加えたこの二年間の年平均中毒者数は一一九・五人で、人口一〇万人あたりの農薬中毒者の数は七九・七人となる。この数字から河南省二県の調査同様に推計すると、農薬中毒者数は全国で九一万人、死者数は八万三八〇〇人となる。

ただし、これらの調査結果は、医療機関で治療を行った臨床例などに限られている。そのため、実際の農薬中毒者数はもっと多いというのが大浦課長の見方で、年間五〇万～一〇〇万人、死者は一万～八万人程度と推計している。

「私の印象では、同じ中国でも北のほうは害虫が少なく、農薬使用量も農薬中毒も少ないですが、南のほうは害虫が多く、農薬使用量も農薬中毒もかなり多いと思います。河南省の事例がちょうど中間ぐらいと推測されるので、年間五〇万～一〇〇万人という推計はそんなにはずれた数字ではないと思いますよ」

大浦課長は九一年以来、何度も中国を訪れ、九三年には河南省にあるいくつかの農村病院を訪れた。担当医師が「こんな症例もある」と言って、農薬中毒患者のカルテを次から次へと出してきて驚いたことを記憶している。

また、同じ年に広州市の農村で、農薬を散布する方法を農民に見せてもらったことがある。農民が使っていたのは長さ一メートルほどの大きな水鉄砲で、桶に入っている農薬の液剤を吸い取ってはピューッと撒いていた。農薬はパラチオンだった。マスクや手袋などの防護をまったくしていなかっただけでなく、上半身はだか、パンツ姿で、「村の者もほとんどがこのスタイルで撒く」と話したという。

「パラチオンは、日本では散布者の中毒事故が後を断たず、七一年に禁止されたものです。中国では禁止されておらず、ごく普通に使われていますが、防具なしで、ましてや上半身はだかで撒くものではありません。農薬の毒性についての知識の普及や防護の徹底を強力に推進する必要があると感じました」

調査の継続を希望したのにもかかわらず、河南省での調査は一回かぎりで終わってしまった。しかし、事態が改善されたわけではない。中国側が調査を行うのであればできるだけ協力したいと大浦課長は考えている。

◆毎年五〇〇人が毒菜中毒で死亡

このほか、今回の一連の取材で入手したマスコミ情報からいくつか紹介したい。

『人民日報』を発行している人民日報社は、ホームページで過去の記事を公開しているために無料で見ることができる。この二年間の毒菜関係の記事を検索すると、一〇本以上が出てくる。このうち、『科技日報』二〇〇〇年一一月一〇日付けの記事「農薬使用量世界でトップ」では、農薬使用をめぐる最近の重要情報がコンパクトにまとめられている。

それによると、中国の農薬使用量は年間八〇万～一〇〇万トンと世界トップで、ズサンな使用による農産物の汚染が問題になっている。国際市場での競争力をつけるためだけでなく、生活水準の向上にともない安全な農産物を求める国民の要求も高まっていることから、政府農業部では二〇〇〇年七月に各省に通知を出し、残留農薬の取締まりを強化するよう求めたという。

また、河北省が九七年から三年間にわたって市場で売られているキュウリ、トマト、ネギ、ピーマンなどの野菜に含まれる残留農薬について調査したところ、検出率も検出される農薬の種類も急増していた。九七年に検出された農薬は三種類で検出率は三六%だったが、九八年は五種類で四四%、九九年は一一種類で五四%だったのである。さらに、二〇〇〇年六月に行った調査では、二六種類で六一％に上っている。

この記事には、毒菜中毒事件に関する統計も紹介されている。農薬中毒全体に関する情報については、これまで紹介してきたが、私が収集した情報のなかで、農薬に汚染された野菜を食べて起こった毒菜中毒事件に関する統計はこれが唯一である。

記事によると、毒菜中毒事件は八〇年代初頭から発生し始め、南方から北方へ拡大すると同時に発生率も上昇してきた。統計によると、九四〜九五年にかけて全国で起きた毒菜による中毒者は八二一一人で、死者も多く出たようだ。汚染されていた野菜は、ネギ、トマト、キュウリなどで、メタミドホスなどの有機リン系殺虫剤による中毒が多いという。

毒菜中毒による死者数については、アメリカの経済紙『ウォールストリート・ジャーナル』（二〇〇一年七月二六日）の記事で、中国農業政策センターのファン・ジクン所長が「毎年およそ五〇〇人が農産物に使用された農薬で死亡している」と発言している。この記事自体は遺伝子組み換え作物に関するもので、「誰も死亡していない遺伝子組み換え作物よりも、五〇〇人も死んでいる残留農薬のほうが大きな問題」という文脈で言及されたものだ。

中国の国内事情に詳しい獨協大学外国語学部の辻康吾教授（元・毎日新聞北京支局長）は、インターネット上のサイトのひとつ「チャイニーズ・ニューズ・ネット」で毒菜に関するニュースがいくつか流れていたため、この問題について以前から知っていたと言う。毒菜が後を断たない背景について、辻教授は冷静に分析している。

「毒菜の問題は、短期的な利益ばかりを追求する中国経済のひとつの弊害と言えるでしょう。長期的な安定輸出をめざすならば、国際的にも通用する質のよい野菜を作る努力をするでしょうが、目先の利益だけで動いているために毒菜がはびこってしまうのです。ご存知のように、中国では、偽ブランドや偽商品、不良品が横行しています。政府はこうした偽物・まがい物の摘発に報奨金を出していますが、報奨金で儲ける者まで出ている始末ですから」

◆法整備は進んだけれど……

中国政府も、農薬汚染の実態にただ腕をこまねいていたわけではない。

政府が最初に農薬汚染の解決に乗り出したのは、七三年だ。第一回全国環境会議が開かれ、「環境保護と改善に関する若干の規定」が定められた。それまでは環境問題に関するこれといった施策を取っていなかったが、前年にストックホルムで開催された国連の人間環境会議での討議をふまえて、先進国同様に環境問題に取り組まざるをえないという認識に立ったのである。この規定では、重金属などの有害物質による土壌の汚染を防ぎ、ＤＤＴやＢＨＣの使用を減少させる、農産物や食品の汚染を調べるモニタリング調査を行う、などがあげられている。

同じ七三年に、環境保護政策の司令塔である国務院環境保護指導小組（環境保護局の前身）が創設され、翌年に第一回会議が開かれて「環境保護計画と主要政策」が打ち出された。この計画のなかには、ＤＤＴやＢＨＣなどの使用を八〇年までに禁止する、輸出用農産物と野菜や茶、果物などに残留性の高い農薬を使うことも禁止する、という方針が含まれている。七九年には環境保護法（試行）が公布され、八〇年代の環境政策の基本法となった。

そして、八三年に開かれた第二回全国環境会議で調査結果が集大成され、環境汚染の全貌が明らかになる。この会議の付属文件として印刷された内部文書「１９８２年度中国環境状況報告」の存在については、すでに第5章で詳しく紹介した。同年、当初の予定より遅れて、ＤＤＴやＢＨＣの製造と使用が禁止される。さらに、八九年に第三回全国環境会議が開かれ、試行段階にあった環境保護法が制定されている。

農薬問題については、政府は七八年から農薬に関する一連の規制をつくり、登録や製造、質の管理、マーケティング、安全で合理的な利用などについての手続きを定めてきた。また、同年に農産物を含めた食品中のＤＤＴやＢＨＣの残留基準などの食品衛生基準を作成。八三年には食品衛生法を施行して、政府が許可していない農薬や添加物が含有もしくは残留している食品の生産・販売を禁止している。九四〜九六年にかけては、六七種類の農薬について新たに残留基準値が設定された。

しかし、政府は長年にわたって、法律にもとづいて農薬を効果的に規制できなかったと、ジャン教授は『ＣＨＩＮＡ』で指摘している。

「農民たちの教養の低さは、多くの行政施策の効果的な遂行を妨げ、農薬中毒や環境汚染事件の頻発を招いた。農薬中毒はおもに、農民たちのズサンな管理と、危険で非合法な使用によって引き起こされている。したがって、政府当局はあらゆるレベルで農薬の管理をより完全にし、安全で合法的な農薬の使用の宣伝と指導を強化する必要がある」

中国で農薬の製造や登録、使用、管理に関する体系的な法律である農薬管理法が施行されたのは、九七年になってからである。この法律では、①農薬登録制度を導入し、登録された農薬以外の生産・輸入を禁止するとともに、新たな農薬を登録する際には安全性についての十分な審査を行う、②農薬の生産には政府の許可を必要とし、生産する企業は施設や技術などに関する一定の条件を満たさなければならない、③農薬の販売には営業許可証を必要とする、④農民に合理的で安全な農薬の使用方法を普及する、などが定められている。ただし、いまのところ、事態が一気に改善された様子はない。

その一方で、政府は有機農業に関する施策を積極的に展開している。

政府農業部の傘下に緑色食品発展センターが設けられ、八九年に緑色食品生産基準が作成された。緑色食品というのはいわゆる有機食品のことで、国際基準に沿ったものがＡＡ級、減農薬・減化学肥料栽培がA級と呼ばれている。また、政府環境保護総局の傘下には、有機食品発展センターが設けられ、コーデックス（FAO／WHO合同食品規格委員会）の有機ガイドラインにもとづいた認証業務なども始まった。

二〇〇一年四月には、政府農業部が主導する無公害食品行動計画がスタートした。同部の「農産物の品質と安全管理を強化する報告」によると、食品の汚染は市民の健康を害し、消費の利益を損なうだけでなく、農産物の市場競争力や輸出にも影響を及ぼし、世界に悪いイメージを与えるとして、農産物の品質と安全性を重視し、解決するための有効な措置を講じ、最短期間で成果を出すことをめざすという。

具体的には、農産物の品質と安全性に関する法律を新たに制定して、安全基準づくりや検査・認証のシステムづくりなどの体制整備に取り組み、減農薬・減化学肥料栽培による農産物の生産と流通を実現することが目標とされている。「これまでの緑色食品や有機食品が奨励ベースであったのと異なり、強制ベースの施策である点が特徴」（農林中金総合研究所・蔦谷常務取締役）である。

しかし、前述のようにDDTの使用を禁止する一方で天津化学工場で製造・輸出している実態を見るかぎり、中国政府がどこまで本気なのか、ズサンな使用実態を改めることがはたしてできるのか、先行きはまだまだ不透明であると言わざるをえない。

第7章　日本の「複合汚染」

◆父も母も農薬で死んだ

東急大井町線の尾山台駅から五分。閑静な東京・世田谷の住宅街を歩いていくと、こんもりと背の高い樹木が生い茂った屋敷林が見えてくる。それが、日本有機農業研究会の常任幹事で、日本の有機農業を長い間にわたってリードしてきた農民のひとり、大平博四《ひろし》さんの家だ。三〇メートルはあろうか。見上げると、自宅を取り囲むケヤキやシラカシの大木に淡い黄緑色の若葉が芽吹いている。春の陽光を浴びてキラキラと輝き、まぶしかった。

「この家はね、もう四〇〇年続く農家です。あのケヤキと同じ。私は一二代目にあたります」

いかにも日本家屋という自宅の居間で、大平さんは開口一番そう言った。

中国の農薬汚染を取材していて気になったのは、日本ではどうだったのか、という点だ。有吉佐和子の『複合汚染』などを読むと、かつての日本もかなりひどい事態だったことがうかがえる。そうであるならば、日本のことを棚にあげて、中国の実態ばかりをあげつらうのは不公平というものだ。

そこで、日本の過去の農薬汚染について調べてみようと思ったとき、最初に頭に浮かんだのが大平さんだった。一〇年ほど前、別件で大平農場を訪ねた際、薬害でお父さんを亡くしたために有機農業を始めた、という話を聞いていたからである。居間のソファーに座って、大平さんはゆっくりと話し始めた。

「ビニールハウスは父が考案・開発したものでした。ハウスで栽培すると、収穫時期が早まり、高値で野菜を売ることができます。農薬は人体に害がないという農業改良普及員の言葉を信じて、パラチオンとか有機リン剤を使いました。最初は、たしかに効き目があった。夏の気温が高い時期に撒くと、分解が早いせいか、二～三時間で虫がバラバラ落ちてくるほどでした。でも、ハウスの中で撒くと、こっちのほうがおかしくなるんですね。それから、同じ農薬を使っていると虫に抵抗性が出てきて効かなくなるので、次々と農薬の種類を変えました」

大平さんのお父さんはキュウリの栽培では日本一と言われた篤農家で、野菜を早くたくさん作る方法をいろいろと考案し、一九五四年にはついにビニールハウスを開発している。露地栽培に比べて一カ月も早く出荷できたので、一・五倍も高く売れた。ところが、大平農場に見学者がひっきりなしに訪れ、この農法が全国に広がると、早い時期の出荷量が増えて価格が下がり、ハウス栽培のうまみはなくなってしまったという。

それどころか、ハウス内で栽培される野菜は軟弱で、アブラムシやアオムシ、ベト病などさまざまな病虫害が多発した。このため、後に禁止された水銀製剤をはじめ、ボルドー液（銅剤）などの殺菌剤、パラチオンやＴＥＰＰなどの有機リン系殺虫剤を使用した。最初は桶の中に農薬を入れて撒いていたが、動力噴霧器の登場で効率よく大量に撒けるようになった。ハウス内で撒く場合は、霧状の農薬を全身に浴びていた。ときには、農薬をかけたばかりのキュウリやトマトをかじりながら作業したこともあったという。

そのうち、トマトの半身萎凋病やキュウリのツルガレ病など、どんなに農薬をかけても効かない病気が発生するようになり、栽培をあきらめざるをえなくなる。それどころか、農薬散布を続けると、耳鳴りをはじめ、めまいや吐き気、頭痛に悩まされ、視力も落ちてきた。だが、「農薬の害ではなく、疲労のせいだと思っていた」という。

結局、お父さんは六五歳でガンのために死去。お母さんも四〇歳代から関節リュウマチなどの病気で苦しみ、七四歳でやはりガンのために亡くなった。大平さん自身も内臓障害による若年性の白内障を患い、一度は両目とも失明したうえに、左耳の聴力も失った。手術によって何とか視力を取り戻したが、コンタクトレンズとメガネの両方が必要である。お父さんが死去した後、お母さんが涙ながらに言ったという。

「父さんの病気は農薬の障害にちがいない。昔は農薬なんか使わないでも立派に農業をやっていた。もう農薬を使うのはやめよう」

その言葉を聞いて、大平さんは農薬も化学肥料も使わない有機農業に取り組むことを決断する。六八年のことだった。

◆大平流有機農業

大平さんはそれ以来三〇年以上にわたって、農薬を一切使わない有機農業で野菜を作ってきた。最初の五年ほどは、死んだように固くなった土の再生に手間取り、思うように栽培できなかったが、土が蘇ってからは順調になる。現在は約七〇aの農地で、小松菜、ホウレンソウ、ネギ、キャベツ、ブロッコリーなど三〇種類程度の野菜を生産している。もちろん、農薬を使っても病気が抑えられなかったトマトやキュウリも含まれている。

作った野菜は市場に出さず、自らが代表を務める「若葉会」の会員に届ける。若葉会は、産消提携（生産者と消費者の提携）の組織で、北は岩手県から南は愛媛県まで全国一五軒ほどの農家が、無農薬の野菜や米、果物などを計画的に生産し、会員である約三〇〇世帯の消費者に食

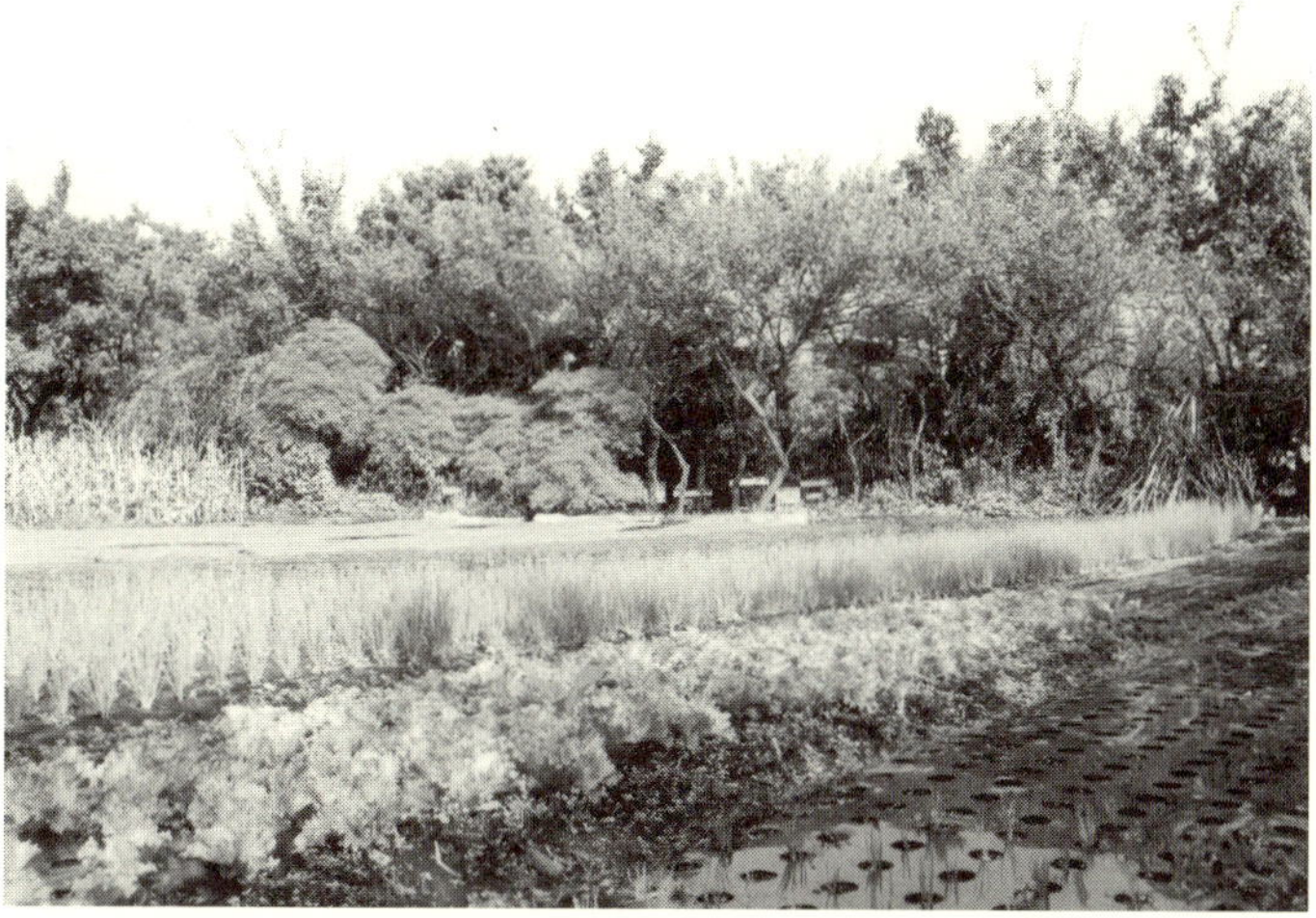

都会のオアシス太平農園。有機野菜が環境を守っている（撮影：藤田妙子）

べてもらうしくみである。また、世田谷区内の小学校などの学校給食にも、出荷している。若葉会では、定期的にお互いの意見を交換する総会や世話人会、それに産地見学会などを開いており、消費者と生産者が常に「顔の見える関係」にある。

全国から見学者や研修生が絶えない大平流有機農業の第一の特徴は、土づくりだ。暇があれば堆肥づくりに精を出し、土を豊かにしている。植木屋から調達した樹木の皮や落ち葉を粉砕し、一五日間ごとに切り返すと、三カ月で臭いのない、サラサラとした完熟堆肥ができる。この完熟させた堆肥を土にすき込む方法や、五〇％熟した堆肥で畑の表面を覆うコンポスト・マルチなどの方法を取る。いずれも、畑全体に微生物や昆虫、小動物などが棲息し、食うものと食われるものがバランスよく繁殖できる環境をつくるのである。

第二は、虫との共存。害虫は野鳥やカマキリ、トンボ、クモなどの天敵に食べてもらうのが基本だ。野菜の成育が早い六月以降は、害虫が野菜を食いきれないため、収穫の一割を虫に食われることを覚悟しさえすれば、あとはきれいな野菜が収穫できる。害虫がいなくなる冬場には、エサがない鳥たちのために畑の一角を開放し、そこの野菜は食べ放題にしている。鳥たちもわかっているのか、そこ以外の畑の野菜を食い荒らすことはないというから不思議だ。

第三は、種の自家採種。種苗会社が販売している種は一代交配で、農家が種を採取できない。農家が種を採れたら、もう種が売れないからである。おまけに、種は農薬や化学肥料を使うことを前提に作られているので、有機農業には適さない。その現実に愕然とした大平さんは種苗交換会を開いて、自家採取できる種を交換し、種も自給するようになった。

ある種苗会社は「農薬や化学肥料なしで農業をする農民は狂人である」とカタログに書いたし、農薬会社は「農薬はまったく安全である。農薬があったからこそ、食糧は増産されてきたのだ。農薬不要論をとなえる農民を撲滅しなくてはならない」とまで機関紙に書いたという。また、農協や行政の農業担当者たちは「堆肥づくりは重労働で、農作物は虫食いだらけ。形も悪くて、食べてもおいしくない」と有機農業をこきおろした。しかし、これまでの実践によって、こうした主張が偏見にすぎないことを実証できた、と大平さんは思っている。

「農薬や化学肥料なしでやれるわけがない、といまだに悪口を言われますが、昔は農家はみな無農薬でやっていたはずです。減農薬とか省農薬とかいいますが、農薬は絶対使っちゃダメ。だいたいカマキリやクモなどの天敵は肉食なので、菜食の害虫よりも薬害耐性が弱いのです。だから、農薬を撒くと害虫より先に天敵がやられて、生き物たちのバランスが崩れてしまいます。しかも、農薬はだんだん効かなくなるので、種類を変えたり量を増やしたり、あとは悪循環に陥るだけです。まあ、私の場合は父親を農薬の害で亡くしたから、思い切って無農薬に踏み切れたんですけれどね」

◆日本の農薬使用量はアメリカの七倍

有吉が『複合汚染』を書くうえで重要なソース（情報源）のひとつにしていたのが、大平さんが所属する日本有機農業研究会だ。当然といえば当然だが、農薬を使っている農家はその実態、ましてや病気を引き起こし、ときには死に至らしめている現実を隠そうとした。農薬の使用実態に関する生の情報は、農薬の使用を止めて有機農業に転換した農家からしか出てこなかったのである。

有吉は『複合汚染』のなかで、大平さんの両親を死に至らしめた水銀製剤やパラチオンについても記している。なかでも、水銀製剤についての記述は読者を絶句させる。

『複合汚染』によると、水銀製剤は一九一二年ごろからドイツで殺菌剤として使用され始め、その後、種を消毒する薬剤として使われるようになる。五二年には、稲のイモチ病に特効があることがわかり、翌年から日本中の農村で大々的に使われ出した。ちなみに、有機水銀に汚染された魚介類による食中毒である水俣病の第一号患者が出たのが、同じ五三年だった（ただし、水俣病の原因となった有機水銀は毒性の強いメチル水銀で、稲の農薬に使われていたフェニル水銀や種の消毒剤として使われたエチル水銀とは異なる）。

稲作農家は種モミを苗代に播く前に水銀製剤で消毒し、田植え後も稲に散布した。水銀をヘリコプターで空中散布したのは、世界広しといえども日本だけだったという。五五年から六四年までの一二年間に投じられた水銀製剤の量は、田畑一haあたり七三〇グラムに達し、アメリカの三〇倍、イギリスの一二〇倍という凄まじさだった。

その結果、農家の人びとは次つぎと原因不明の病気にかかり始めた。その健康被害について、有吉は『複合汚染』でこう書いている。

「農林省はＧＮＰ（国民総生産）を上げるために、日本人の健康を悪魔に売り渡した。農村から続々と病人が出た。直接散布に当った農協の職員は、まず目をやられた。散布の後は腫れた瞼を冷やしながら寝ていたものだそうだ。次いで彼らは肝臓障害を起した」（一二二ページ）

この点について、農薬などの毒性に詳しい富山国際大学の安藤満教授に聞いた。

「フェニル水銀は、メチル水銀のように突然倒れたり中枢神経の障害を起こしたりはしませんでしたが、腎臓などの障害を起こすことが動物実験でわかっていました。おそらくかなりの被害が出ていたと推測されますが、調査が不十分で実態はわからないままになったのです」

また、当然ながら、日本人の人体も環境にばら撒かれた水銀で汚染された。有吉は六四年の東京オリンピックの際、各国選手の毛髪に含まれる水銀の含有量を調べた調査結果を紹介している（単位はｐｐｍ）。

西ドイツ＝〇・一〇、イギリス＝一・五〇、アメリカ＝二・五七、日本＝六・五〇。

しかも、農家の母親はさらに高く七・三一ｐｐｍ、その新生児は九・八九ｐｐｍという濃度だった。これは毛髪の値だが、脳内の値が八ｐｐｍを超えると水俣病が発症するというから、ゾッとする。

こうした異常な事態は、水銀製剤だけではなかった。ＤＤＴやＢＨＣなども単位面積あたりでアメリカの六～七倍の量が投入されていたのである。

八六年にエドワーズという研究者が試算したデータによると、一haあたりの農薬の使用量は日本がダントツのトップで一〇・八キロ、ついでヨーロッパが一・九キロ、アメリカが一・五キロなどで、アフリカは一三〇グラムにすぎない。日本の使用量はアメリカの七・二倍、アフリカの八三倍であり、国際的な「農薬の人体実験国」と言われていた。

◆四人に一人が農薬中毒

長野新幹線の佐久平《さくだいら》駅から小海線に乗り換えて、車窓から見える田園風景を楽しみながら列車に乗ること二五分。臼田《うすだ》駅から一〇分ほど歩くと、千曲《ちくま》川のほとりに佐久総合病院がある。長野県厚生農業協同組合連合会、略して長野厚生連が経営するこの病院は、佐久市や臼田町など一市二町五村の拠点病院だ。最近では介護や死を前にした患者のケアなどで有名だが、日本の農村医学をリードしてきたメッカでもある。なかでも、松島松翠《しょうすい》名誉院長は、日本の農薬中毒の治療と研究の第一人者と言ってよいだろう。

病院の応接室でお会いした松島院長は、柔和だが気骨のある人物だった。東京大学医学部を卒業して、一九五四年に佐久総合病院に赴任している。

「ちょうど、この病院に赴任したころから六〇年代後半までが、日本で農薬中毒がもっともひどかった時代ですね。農薬を散布していて意識不明になったり嘔吐したりした重症の中毒患者が、月に二～三人は担ぎこまれてきましたからね。皮膚が焼けただれたようにかぶれて、治療に来た人もいました。種類はパラチオンがほとんどで、エンドリンやＴＥＰＰも。パラチオン中毒にはパムという特効薬があったので、すぐに治療を受けた人は助かりましたが、時間が経ってしまって手遅れのケースもありました」

パラチオンは、商品名をホリドールと言った。日本では一九五二年に農薬として登録され、稲のニカメイチュウやウンカ、野菜や果樹のアブラムシなどの防除に使われたほか、ナスのツヤ出しにも使われたという。

『農薬毒性の事典』によると、使用開始後まもなく中毒で死亡する事故が多発したため、五三年には厚生省と農林省が共同で有機リン製剤危害防止運動を展開したが、効果はなかった。この年にはパラチオン中毒による死者七〇人、中毒者一五六四人、自殺者（他殺も含む）一二一人、翌五四年には死者七〇人、中毒者一八八七人、自殺者（他殺も含む）二二三七人を記録している。この事態を重く見た厚生省は毒物及び劇物取締法を改定し、パラチオンとメチルパラチオンを特定毒物に指定したため（使用禁止ではない）、五五年に中毒者は半減する。それでも、六一年まで毎年、死者三〇人前後、中毒者・自殺者（他殺も含む）それぞれ五〇〇人前後が発生していた。

また、TEPPについては、一九五七年から六六年の一〇年間で、死者三五人、中毒者三八人、自殺者（他殺も含む）五六八人となっている。

六七年になって農林省は、ようやくパラチオンとTEPPを低毒性の農薬へ切り替える方針を打ち出し、七一年に使用が禁止となる。しかし、五二年から六六年までの一五年間の総計で、パラチオン中毒による死者が五〇九人、中毒者が八九一七人、自殺者（他殺も含む）が五八四三人に上った。

これらの数字は、厚生省が都道府県の保健所などを通じて集計したものだ。農薬中毒の統計には、農林省の集計と、厚生省がまとめている人口動態統計があるが、それぞれ数字が大きく異なっている。こうした農薬中毒の統計について、松島名誉院長は「保健所や警察で集められた重症例で、しかも原因がはっきり農薬と公認されたものだけで、軽症例は入っていません。だから、氷山の一角にすぎないと考えるべきです」と話している。

農民は我慢強く、たとえ中毒を起こしてもなかなか医者にかからない。そこで、松島名誉院長らは実態を調査するため、農薬使用者健康カレンダーをつくり、農民に配布して、農薬使用の有無と症状の有無を毎日記録してもらうことにした。

七七年に、キャベツやレタスなど高原野菜の大産地である南佐久郡川上村で行った調査では、農薬散布期間中に一度でも中毒を引き起こした人は全体の二七％で、四人に一人が何らかの中毒症状を経験していることがわかった。中毒症状は、頭痛をはじめ、めまい、吐き気、体のだるさ、腹痛、食欲不振などで、皮膚のかぶれや目の充血・痛みを訴えるケースも多かった。四人に一人という割合は、同じ年に全国農業協同組合中央会（全中）が六万人の農民を対象に行った健康調査でも裏付けられている。

中毒の原因については、日本農村医学会が七〇年から八二年にかけて、全国三〇の農村地区の病院で診察した農薬中毒二〇三三例について分析した。このうち、散布中の中毒事故が一〇六六例あり、原因別では「防備不十分」が三五％ともっとも多く、ついで「本人の不注意」が一五・三％、「健康状態が悪かった」が一三・七％、「散布体制の不備」が六・九％、「天候状態が悪い」が一・五％などとなっている。また、全中の調査でも、中毒になった原因の四八・二％が「防備不十分だった」という答えだ。

散布中以外の中毒事故は二一九例あり、「散布後の田畑に入って作業をした」が五九・八％、ついで「他人の散布がかかった」が七・八％、「散布した農作物を取扱う」が二・三％である。また、誤飲・誤用は乳幼児に多く、ドロップ（固形の農薬）や牛乳と間違えて飲んだり、置き忘れてあった農薬のビンをいじって口に入れたケースが多かった（松島松翠『農村医療の現場から』勁草書房、一九九五年）。

ちなみに、松島名誉院長は「中国のように毒菜を食べて中毒を起したケースは聞いたことがない」という。こうして見てくると、一九五〇年代、六〇年代の日本もかなりひどい状況にあったことがわかるが、中国の七〇年代から現在に至る状況は、それに輪をかけて凄まじいと言えるだろう。

◆パラコートの悪夢、慢性中毒の恐怖

急性中毒を引き起こしていた主原因だったパラチオン、ＴＥＰＰなどの有機リン系殺虫剤と、有機水銀製剤、それに急性中毒こそ起こさなかったが体内に残留して慢性毒性が危惧されたＤＤＴやＢＨＣなどの有機塩素系殺虫剤は、七一年までに使用禁止になる。日本は農薬中毒が多発する最悪の時期を脱したかに見えた。

ところが、思わぬ伏兵が現れる。除草剤のパラコート、商品名グラモキソンである。田んぼの畦や畑、果樹園などに撒いて雑草を枯らす農薬だ。

「あっという間に枯れる」と言われたほど薬効にすぐれ、画期的な除草剤と賞賛された。その一方で、毒性がきわめて強く、人間が摂取すると二〜三日で肝臓や腎臓の障害を引き起こし、最後は肺繊維症になって死亡する。安藤教授が言う。

「パラコートには治療法の決め手がなく、飲んでしまったら助かりませんでした。それを知っていて、自殺に使う人も多かったのです」

農薬に登録された六五年から一〇年間ほどは中毒による死者はあまり目立たなかったが、七五年ごろから一気に増え始める。そして、自殺も含めた年間の死者が一〇〇人を超えた八〇年

ごろから激増した。八四年になると、ドリンク剤やジュースへの混入事件が多発して社会問題化し、八五年一年間だけで死者は一〇二一人に達する。その多くは自殺や誤飲だったが、六六年から二〇年間の死者数は総計で二四六五人に上った。

農作業中の事故による死亡例も若干ある。パラコート原液の入った洗面器に尻もちをつき、皮膚炎を起こした後、二週間後に呼吸不全で死亡したケース、噴霧器から漏れ出たパラコートによって顔や首、肩などに皮膚炎を起こした後、一八日目に肺繊維症を起こしたケースなどが、松島名誉院長によって報告されている。

このため、日本農村医学会が八五年にパラコートの特定毒物への格上げ指定の勧告を決議したのをはじめ、パラコート使用禁止を求める消費者団体や市民団体の運動が全国に広がっていく。だが、パラコートには植物の地上部分だけを枯らして地下部分や土壌に作用しないという特異な除草効果があったために、農水省（旧農林省は七八年から農林水産省に名称が変わった）は最後まで禁止処分に踏み切らなかった。八六年になってパラコートのみの液剤の製造を止め、パラコートの含有量が少ない複合液剤の使用に切り替えただけである。

したがって、パラコートによる中毒死者はその後減ったものの、減り方が緩慢で、九〇年代まで年間二〇〇人を超す死者が出続けた。

では、農薬中毒全体ではどうだろうか。

厚生省がまとめた統計を見ると、散布中の死者は一九五〇年代後半から六〇年代にかけて年間一〇人を超えるが、七一年から一ケタ台に減る。また、散布中の中毒者は七五年に一〇〇人を割り、二ケタ台で推移している（七八年の一〇〇人を除く）。誤用による死者はずっと二〇人前後、中毒者は一〇～四〇人の間で推移している。

ところが、自殺者も含めた死者と中毒者の総計を見ると、五〇年代後半から七二年まで年間一〇〇〇人を超えるグラフ上の山ができた後、いったん収束に向かうものの、パラコートの登場によって八五年から再び一〇〇〇人を超える。これが九三年ごろまで続き、もうひとつの山を成しているのである。

安藤教授は、戦後日本の農薬使用を四期に分けて分析している。第一期はパラチオンなどの有機リン系殺虫剤による死者や中毒者が多発した時期で、七〇年代初めまで。第二期はパラコートによる自殺者が激増し、社会問題になった時期で、九〇年ごろまで。第三期は低毒性の農薬に切り替わり、中毒者数も落ち着いた時期で、九〇年代後半まで。それ以降が第四期で、消費者も農家も安全な農産物を求めたため、有機農業や減農薬農業が広がりつつある。

農薬の生産量が減ってきているうえに、低毒性の農薬が使われるようになったために、自殺を含めた農薬中毒は漸減傾向にある。だが、なくなってはいない。松島名誉院長は農民たちの注意を喚起する。

「低毒性といっても飲めば死にますし、毒であることに変わりはないのです。残留した野菜などを食べて中毒を起こすことはまずないと思いますが、散布している農民たちは注意して使わなければいけません」

また、安藤教授は残された「宿題」について警鐘を鳴らしている。

「いまだに、よくわからないのが慢性中毒です。腎臓障害や肝臓障害などは重大な健康被害ですが、農薬が原因なのか、そうでないのか、区別がつかないのです。いまのところ、農薬による慢性中毒を解明するプロジェクトはありませんが、大きな問題なのできちんと研究し、実態を明らかにする必要があると思いますよ」

◆複合汚染の代償

紆余曲折を経たが、少なくとも現在の日本は、農薬中毒が多発する状況からは免れている。むしろ問題は、かつて湯水のようにばらまいた農薬による環境と人体の汚染である。

有吉が、本のタイトルになった複合汚染というモチーフについて説明するくだりは、きわめて印象的だ。米びつにコクゾウムシがわかないという不気味な現象について、こう問いかける。

「米にコクゾー虫がわかなくなった原因は、ＤＤＴ、ＢＨＣ、ドリン系農薬などの残留汚染によるものであるのか、あるいはこれらの農薬が禁止されてから使われている低毒性殺虫剤のせいであろうか。それとも種籾の消毒に用いられる水銀農薬のためか。大気中のＰＣＢその他の物質が雨と共に土中にしみこんで米を汚染しているからか。はたまたカドミウムか、ピペロニルブトキサイドか」（一〇〇～一〇一ページ）

こうした質問を専門家たちに投げかけたところ、返ってきたのは「複合汚染だから、わからない」という答えだった。一つひとつの物質が口に入る量はわずかであっても、何百種類もの毒性物質を長期間にわたって食べ続けた場合、どうなるのか。そして、体内に残留した毒性物質は人体にどのような危害を及ぼすのか。

『複合汚染』には、こんなくだりがある。

「『はい、複合汚染の危険に一番さらされているのは胎児なんです。それも今生れる子供より、十年後、二十年後に生れてくる子供のことを考えると慄然としますね。今の状態で放っておけば若い母親の肉体は汚染されきってしまいますからね。もちろん若いお父さんだって汚染されているわけですから、精子の方にも異常が出てくるでしょう』

『まったく怖ろしい時代が来たものですな』

『ええ、人間は生れてから受胎できるまでの期間が長いですからね』」（四一一～四一二ページ）

有吉が七四年に危惧した事態が四半世紀経って、「環境ホルモン」という名前を得て社会問題になったのは、ご存知のとおりである。

野生生物については、東京・多摩川で捕獲したコイのうち、オスの三割に精巣の異常が見つかり、メス化していることが確認された。また、日本沿岸に生息する貝のイボニシのメスのほぼ一〇〇％にペニスが生えるインポセックスと呼ばれる生殖器の異常が見つかるなど、生殖の大攪乱が明らかになっている。

人体の異変については、千葉大学の森千里教授らが行った臍《へそ》の緒の分析で、ＤＤＴなどの農薬類をはじめ、ダイオキシン類、ＰＣＢ、重金属など毒性の高い代表的な化学物質が軒並み検出された。胎児が母体内にいるときから複合汚染に曝されているのである。

女性の生殖機能の異変については、三重大学医学部助手を経て生活クラブ生協検査室長を務めた医学博士の坂下栄さんらが二〇〇一年に実施した、大規模な調査がある。それによると、八〇年代生まれの女子生徒の場合、初潮を迎える年齢が一二歳以下である割合が七〇・四％に達し、思春期の少女たちの早熟化に拍車がかかっている。また、月経が八日以上続く過長月経が全体の一〇％、年間の月経の回数が多すぎたり少なすぎたりするケースが五・七％に上ったほか、何らかの月経困難の症状がある生徒は全体の五五％に達し、二人に一人が生理で悩みや苦しみをもっていることがわかった。

こうした少女たちの生殖機能の異変について、坂下博士は深刻な事態と受けとめ、環境ホルモンとの関連を疑っている。

一方、男性については、帝京大学医学部の押尾茂講師らが九七年、二〇～二六歳の男性三四人の精液を調査した。その結果、一㎖中の精子数は平均四一七〇万で、正常な精子数の目安となっていた五〇〇〇万を下回り、三割近くが不妊治療の対象となるものだという結果を発表し、大論争に発展している。不妊治療で名高い山梨医科大学の星和彦教授は言う。

「問題は男性不妊がなぜ増えているのかということです。ＷＨＯの基準では、奇形の精子が七〇％未満なら、精液の性状は正常とされています。でも、そういう基準で正常とせざるをえないこと自体、すでにヒトの生殖機能が末期的な状態になっている証ではないのか。そして、その原因として環境ホルモンが疑われているのです」

日本では少子化が進み、一組の夫婦のもとに生まれる子どもの数が一・三三人にまで減少した（二〇〇一年）。その理由としては、働く女性が増えて晩婚化したこと、避妊の知識の浸透、生活を楽しむライフスタイルへの変化などがあげられている。だが、医療現場で不妊治療に携わっている医師たちは、子どもをつくらないのではなく、つくれないのではないかという疑念を拭えないでいる。

かつての農薬濫用のつけと見られる生殖機能の異変を示す事実が、少しずつ明らかになり始めているのである。

第8章　日中の環境協力を

◆民間ベースの協力活動

中国における農薬中毒や農薬による環境汚染の解決はもちろん中国政府と市民たちの仕事だが、かつて同じような「惨状」を体験した日本にも、協力できることがたくさんある。ここでは、日中環境協力の現状と農薬汚染問題に関する新たな協力の可能性について考えたい。

中国の環境問題に関する日中民間協力の白眉とも言えるのが、第5章で紹介した公害行政・公害対策の専門家である菱田一雄氏（元東京都主幹）の個人的な実践だ。

一九八〇年に初めて訪中し、凄まじい環境汚染の現状をつぶさに視察した菱田氏は、帰国後「中国の環境問題の解決をお手伝いできるのは、日本では自分しかいない」と思い至り、定年を二年残して東京都を退職。菱田環境計画事務所を開設して、おもに公害防止のコンサルタントとして生計を立てながら、まさに手弁当で約二〇年間、協力活動を続けてきた。その中心は、自らが三〇年あまりにわたって手がけてきた公害防止のノウハウを環境問題の解決を進める中国の司令塔である国家環境保護総局や自治体の担当者、学者や学生に惜しみなく教え、実際の施策や研究に生かしてもらうことと、環境問題解決に取り組む人材の育成である。

菱田氏は東京都に就職して以来、公害問題一筋に携わり、執筆した論文は四〇〇を超える。とくに、美濃部亮吉《みのべりょうきち》元知事が掲げた「東京に青空を」という有名なスローガンの実現をめざして、六〇年代から大気汚染対策に取り組み、その専門家として広く知られている。同時に、水質汚濁や廃棄物処理、騒音、振動などにも詳しく、公害関連の法律にも通じ、日本人として数少ない公害防止対策のマルチプレイヤーだ。菱田氏の講演や講義に出席した中国の行政担当者や学者たちは、フロアから異なるテーマについて次々と質問を浴びせたにもかかわらず、資料も見ずにスラスラと答える菱田氏に驚き、深く敬意を表したという。

現在は、政府環境保護総局直属の教育機関である中国環境管理幹部学院（河北省秦皇島《チンホワンダオ》市）など三つの大学の客員教授を兼務するほか、中国科学院環境化学研究所の顧問などをしている。すでに五〇回以上訪中し、講演や講義を行った都市は五〇を超える。また、東京大学や大阪大学、国立環境研究所などに受入先になってもらい、民間の財団から資金を得て、一〇〇人近い中国人留学生を日本に呼んできた。なかには、博士号を取得した学生も出ている。

「初めて中国を訪れたときから、ひどい環境汚染を何とかしたいと思って微力を尽くしてきました。留学生を呼んだのは、中国の環境対策を進める核になる人材を育てたかったからです。渡航費も滞在費も自腹を切ってやってきましたが、まったく悔いはありません。たくさんの教え子が各地で実践していることが、私の人生の証ですし、生きがいでもあるからです」

こうした活動により、宇井純沖縄大学教授らとともに、環境保護に功績があった世界の五〇〇人に贈られる国連環境計画（UNEP）の「グローバル五〇〇」賞を九二年に受賞した。環境問題で日中友好の架け橋となった日本人として、両国の歴史に名を残すことになるだろう。

農薬汚染に関する民間レベルの協力の例としては、富山県農村医学研究会と河南省との共同調査のケースを第6章で紹介した。だが、残念ながら一回で終わり、他の地域へも広がっていない。財政的に厳しいのは承知しているが、同研究会や日本農村医学会が中心になって、こうした共同調査をぜひ他の地域でも実現してほしい。また、有機農業の分野でも、日本有機農業研究会などを中心に技術面で協力できることがたくさんあるにちがいない。

◆フッ素中毒の共同研究

権謀術数とは無縁の民間レベルでの活動は、日中の環境協力においても欠かせない重要な要素ではあるが、資金面でも人材面でも動かせるリソースは限られる。民間協力と平行して、政府間協力の可能性を探る必要がどうしてもある。ただし、相手の政府が欲していない建物を建設したり、必要のない物資を供給したりして、使われないままに放置され、日本企業だけが儲けるという最悪の結果になるくらいなら、やらないほうがずっとマシなのは言うまでもない。

環境問題に関しては、すでに日中政府間でさまざまなプロジェクトが実施され、一定の成果をあげてきた。ここでは、フッ素中毒のケースを紹介しよう。

フッ素は、必須元素のひとつだ。微量の摂取であれば、歯に塗って虫歯を防ぐ効用があると言われているが、慢性的な過剰摂取は中毒を引き起こす。おもな慢性中毒は、歯のエナメル質が形成不全を起こして茶色く斑《まだら》になる歯牙フッ素症、骨の関節が固まって動かなくなる骨フッ素症などだ。そして、困ったことに、フッ素中毒にはこれといった治療法がない。

中国政府衛生部が九七年に行った調査によると、フッ素汚染地域は上海市を除く全国三〇の省、直轄市、自治区に広がっている。汚染に曝された人口は一億四〇〇万人、中毒患者は歯牙フッ素症が四二八八万人、骨フッ素症患者が二三七万人に上る。農薬中毒も多いが、フッ素中毒も凄まじい。当時の人口で一二億七〇〇〇万人の大国とはいえ、これだけ患者が多いと、もう天を仰ぐしかない。

原因は二つ。一つは飲み水が高濃度に汚染されているケース、もう一つは石炭を燃やすことで大気中にフッ素が排出されるケースである。

中国のエネルギー消費における石炭依存率は八割を占め、火力発電所や工場の燃料のほか、家庭での炊事や暖房用にも広く使われている。ところが、さまざまな有害物質を含んだ質の悪い石炭が多く、高濃度で含有されるフッ素もその一つなのだ。

そこで、フッ素症のうち石炭に起因する中毒の現状と発生のしくみを明らかにするために、日本の国立環境研究所と中国の予防医学科学院環境衛生・衛生工程研究所が九四年から五年間にわたって共同研究を実施した。参加したのは、両国合わせて二〇人以上の研究者である。研究は中毒患者の診察に始まって、人体や環境のフッ素濃度の測定、生活調査、マウスを使った実験など多岐にわたり、フッ素中毒発生の全体像が明らかになった。

中毒患者がフッ素に暴露する経路を調べると、汚染された大気を吸ったケースはきわめてわずかで、ほとんどがトウモロコシやトウガラシ、ジャガイモなど常食としている食べ物に由来していることがわかった。汚染地区の貧しい家庭の多くは、簡単なかまどで石炭を燃やし、炊事や暖房に利用している。ところが、雨が多いためにトウモロコシなどの農産物を天井からぶら下げて乾燥保存する習慣があり、煙にいぶされた農産物に高濃度のフッ素が残留していたのである。

中毒に至るしくみが解明されれば、対策も自ずと明らかになる。共同研究の報告書では、排煙設備をつくって屋内汚染を防ぐことをはじめ、汚染を引き起こしやすいトウモロコシから米へ作物を転換する、石炭以外のエネルギーに転換する、石炭に石灰を混ぜてフッ素を除去するなどが、対策として提案されている。

共同研究の成果は二〇本以上の論文として発表され、国際的な注目を集めた。にもかかわらず、肝心な対策の実施を前に終了してしまう。当時、国立環境研究所の研究員で共同研究チームのリーダーを務めた安藤満氏（現在、富山国際大学教授）は、「発展途上国向けの共同研究プロジェクトとして実施したわけですが、五年間で打ち切りになり、大変残念でした。何とか継続したいと思って、いろいろと当たっていますが、いまのところ受入れ先が見つかっていません」と話している。何とかならないのだろうか。

◆政府間協力による農薬汚染の解消

ここで、環境問題の分野における日中協力の足跡を簡単に説明すると、日本の環境代表団が七七年に中国を訪問したのが始まりである。以来、両国は頻繁に交流し、協力関係を続けてきた。

九六年には日中環境協力のシンボルとも言える中日友好環境保全センター（通称「カンポセ

ンター」）が建設され、環境分野での技術協力を進めるパイプ役を果たしている。九八年一一月には、両国政府が「二一世紀に向けた環境協力構想」に署名。日中環境汚染防止モデル都市の建設、東アジア酸性雨モニタリング・ネットワークの構築、中国一〇〇都市・環境保護情報ネットワークシステムの建設などのプロジェクトを実施してきた。資金面では、第四次円借款で八億ドル（一〇四〇億円）が環境問題のプロジェクトに振り分けられたほか、中国一〇〇都市プロジェクトにも二〇〇〇万ドル（二六億円）の無償資金が日本から提供されている。

中日友好環境保全センターは、日本政府の無償資金協力一〇五億円と中国政府の資金六六三〇万元（約一〇億円）を投じて北京市に建設された。九六年五月に運営をスタートし、国家環境保護総局直属の総合研究機関であるとともに、環境分野での中国政府のシンクタンクとしての役割を果たしている。実施しているおもな事業は、環境情報、環境戦略・政策研究、環境技術交流・公共教育、開放型実験、公害防止技術、環境観測技術の六つだ。

たとえば環境情報部では、環境保護総局が政策を決定するために、中国国内の省や自治体の環境情報センターをとおして特定の環境汚染に関する情報を収集し、提供する。また、環境戦略・政策研究部では、世界貿易機関（ＷＴＯ）加盟による国内への影響など国際的な環境問題の研究を進めるとともに、中・長期的な環境戦略を立案し、コンサルティングを行っている。

二〇〇〇年に行われたプロジェクトには、酸性雨汚染に関するシンポジウムの開催をはじめ、北京市におけるごみ処理システムの研究、ダイオキシンの測定方法や規制措置の研究、環境ホルモンの分析方法の研究と汚染調査などがある。

日本側は九二年から、国際協力事業団（ＪＩＣＡ）を通じて、カンポセンターで実施している六つの分野の事業に関して、中国側の研究者・技術者の養成や能力の向上をはかるために、日本人専門家の派遣や中国人研修生の受入れなど、さまざまな技術協力を進めてきた。日本人専門家というのは、国立環境研究所をはじめとした国立研究機関や大学、それに北九州市、新潟市などの自治体に所属する研究者たちのことだ。

ＪＩＣＡ社会開発協力第一課の乾《いぬい》英二課長によると、日本側の技術協力は三つの時期に分けられる。

第一期は九二年から九五年まで。カンポセンターがスタートする前の準備期間であったため、専門家三人を派遣して、環境モニタリングや公害防止などに関する基礎的な技術の指導を行った。第二期は九六年から二〇〇一年まで。完成したカンポセンターが中国国内の中核センターとして機能できるように、専門家八人を派遣して、研究者・技術者の専門的な能力の向上をはかった。そして、〇二年から四年間にわたる第三期のプロジェクトが始まっている。いくら環境モニタリングを実施しても環境がよくなるわけではないので、各地域での具体的な施策の立案と実施に関して、技術面で支援していくという。

これらが実際にどれだけ役に立っているかはわからないが、少なくとも中国政府がカンポセンターを中国の環境問題を解決していくための中核機関と認識していることは事実だ。また、日本の技術面での協力に期待を寄せていることも確かで、中国の期待を裏切らないような実りのある協力内容が求められている。

ただ、ひとつ不可解なのは、農薬による汚染や中毒に関するテーマがない点だ。大気汚染や水質汚濁、砂漠化や酸性雨などは中国にとって深刻な環境問題であるが、死者や中毒者の数から言えば、農薬汚染のほうがケタ違いに深刻である。農薬中毒の治療や予防、農薬汚染の対策などに関しては、日本農村医学会の研究者・医者を中心に中国側に提供できるノウハウも少なくないと思われる。

たとえば、第6章で紹介した大浦課長は「気温が高くても不快を感じずに着られる防御服や防具の開発が必要だ」と主張しているし、安藤教授は「農薬専用の倉庫を造って、鍵をかけて管理するようになれば、自殺者をかなり減らせるのではないか」と提案している。この点について、乾課長はこう説明する。

「技術協力は、まず中国政府が在日本大使館を通じて要請してきたテーマについて、日本の外務省が選考したうえで協力を決定します。これを受けて、決まったテーマについて実施機関であるＪＩＣＡが内容を調べて専門家を選定し、派遣するという段取りになっています。ですから、いくら重要なテーマでも、中国政府から要請のないものをこちらから提案するわけにはいかないのです」

とするならば、まず中国政府当局からのオファーが必要だ。中国政府はぜひ、農薬汚染や有機農業の分野での技術協力を日本政府に求めてほしい。

ただ、かつてＮＧＯのメンバーとして日本のＯＤＡの一端を垣間見た者として言わせてもらえれば、乾課長の見解はあくまで建前にすぎない。実際のプロジェクトは日本政府関係者や日本企業、業界団体、ときにはＮＧＯなどがウラで奔走して、お膳立てしているケースも多いというのが、率直な印象だ。農薬汚染の解決に向けての日中協力についても、日本側が積極的にイニシアチブを取って協力する道を模索していただきたい。

第9章　地産地消が地球を救う

◆国産野菜生き残りのポイント

中国からの野菜の輸入が構造的な現象となっている以上、積極的な対応策を取らないかぎり、今後も野菜の輸入は拡大していく。

私はかねてから、米と野菜ぐらい一〇〇％自給できないものかと思っている。だが、かつて一〇〇％で、一九八五年でも九五％だった日本の野菜自給率はジリジリと下降を続け、二〇〇〇年の統計で八二％まで下がってしまった。私の素朴な願いはすでに叶わぬものとなっただけでなく、自給率の低下をどこで食い止められるかが差し迫った課題となっている。とくに、軒並み国内価格の半値という中国産野菜の価格競争力は圧倒的で、安さで勝負が決するならば、国内産地にほとんど勝ち目はない。

何か策はあるのだろうか。ここでは、輸入野菜に対抗するために、日本国内で何をどうしたらよいのかを考えてみたい。農林中金総合研究所の蔦谷常務取締役は、国内の野菜産地が生き残るためのポイントを三つにまとめている。

第一は、業務用需要に応える生産体制の構築。生産を企業化して規模を拡大し、農業用機械の共同利用などによって大幅なコストダウンをはかっていくのだ。しかし、こうした大規模化を実現できるのは、ごく少数の農業者にすぎない。

したがって、多くの小規模農家が生き残る道として第二にあげられるのが、多品種の野菜を少量作ってきた日本農業の長年の姿に立ち返り、いわゆる地産地消（地場生産・地場消費）を広げていくことだ。地元でその日の朝に収穫した野菜が食卓に並べば、これ以上に新鮮なものはない。輸入野菜の追随を簡単には許さないはずだ。

三つめは、第二のポイントと密接に絡んでくるが、農協の共選・共販による卸売市場一辺倒の流通を見直し、直売や産直、スーパーや外食産業との直接取引きなど、流通ルートの複線化を進めることである。

「価格は高いが新鮮で安全な国産ものと、価格が安い輸入ものとが本格的に棲み分ける時代に入りつつあります。その意味でも、国産ものを差別化した農業生産や流通体制の再編成が求められているのです」（蔦谷常務取締役）

多くの専門家が未来型のモデルケースとして注目しているのが、群馬県のJA甘楽《かんら》富岡（富岡市、甘楽町、下仁田町《しもにたまち》、妙義町、南牧村《なんもく》）の取組みである。

JA甘楽富岡管内ではかつて養蚕とコンニャク生産を主としていたが、どちらも不振が続いたため、野菜の総合産地として地域の再生を図ることにした。そして、出荷時期や品目別生産量を予測し、生産者別の売上げデータなどが一目でわかるITシステムを導入。首都圏の消費者ニーズに見合った野菜を多品種少量生産し、一日三〇種類前後を一年中出荷できる体制を整えた。その目玉は、地産地消をめざしたJA（農協）の直売所と、大手スーパーの西友など量販店の店内に設置した直売コーナーである。

この二つのルートで直売されるのが、D―0（ディ・ゼロ）と呼ばれる朝穫り野菜だ。これまでは、収穫した野菜を昼までに農協に運び込むと午後に首都圏などの卸売市場に運ばれ、翌日の朝に市場のセリにかけられて店頭に並んでいた。現在では、午前四時から収穫した野菜が七時には農協に運ばれ、市場を通さずに直送されて店頭に並ぶようになっている。

「市場出荷一辺倒の考え方を一八〇度逆転し、高齢者でも生涯現役で働ける農業を実現しました。しかも、これまで分断されていた生産者と消費者を結びつけ、お互いの顔が見え、声が届く流通の可能性を先取りしたものでもあるのです」（蔦谷常務取締役）

一方、愛知県のJAあいち知多やJAあいち中央などでは、減農薬・減化学肥料の「持続的な農業」に取り組み、「いきいき愛知」というブランドで特別栽培農産物のジャガイモやキャベツなどを販売している。九九年には特別栽培認証制度がスタートし、農水省のガイドラインに沿って減農薬・減化学肥料で栽培された農産物をＪＡあいち経済連が認証する。天敵によって害虫を防除する技術を組み合わせたＩＰＭ（Integrated Pest Management，総合的病虫害管理）を実施し、農薬散布回数を地域の一般的栽培の半分以下に減らした。化学肥料も、窒素肥料を周囲の半分以下に減らしている。

こうした先進的な農業は全国各地で始まっているが、全国規模でしかも迅速に進めなければ、輸入野菜の攻勢に敗れていってしまうだろう。

◆国内農業を支える生協・共同購入グループ

生産者と消費者の間に立って、日本の農業を守ると同時に安全でおいしい野菜を自給する牽引車としての役割を果たしてきたのが、生活クラブ生活協同組合連合会や生活協同組合連合会グリーンコープ連合、それに大地を守る会などの地道な活動である。

グリーンコープは九州・中国地方で活動する一三の生活協同組合と一つの準備会の連合組織で、組合員数は約三三万世帯（二〇〇二年三月末現在）。共同購入と店舗での〇一年度の総売上げは、約五七五億円だ。輸入野菜については、どのように対応しているのか。農産部の前田和義部長はこう説明する。

「現地の農民の自立を支援するためにフィリピンの無農薬バナナを輸入したりするケースはありますが、生協のある地域を中心に国産の野菜を生産者から組合員へ産直（産地直結）で届けるのが基本です。除草剤は土を殺すので使いません。農薬については無農薬か減農薬で、発ガン性のある農薬、環境ホルモン作用のある農薬については徹底して排除する方針です。また、遺伝子組み換え技術には反対ですから、遺伝子組み換え食品は扱いません」

野菜と果物の生産者は、生産者グループや農事組合法人、ＪＡなど八一団体・約一五〇〇人に上っている（〇二年六月現在）。グリーンコープ連合が作成した「青果産地紹介」を見ると、自分や仲間が農薬の被害を受けたことやグリーンコープ側の働きかけがきっかけとなって、無農薬・減農薬の野菜作りを始めたケースが目立つ。

では、安全性は、どのようなしくみで確保されているのだろうか。

前田部長によると、生産者は年二回開かれる産地協議会でグリーンコープ側と話し合って翌年の出荷計画を詰め、年度末に栽培計画書を提出する。農薬を使用する場合は、このなかで種類や使用時期、量や回数などを細かく申告する。

また、二つの検査機関に委託して年間六〇～八〇品目の農産物について残留農薬の検査を実施している。基準値を超える農薬や申告していない農薬が検出された場合には、出荷停止処分になる（害虫が大量発生したときなどは、追加防除申請を出せばよい）。さらに、野菜担当の課長以下六人のスタッフが、作付けや収穫などの重要な時期に産地を訪問し、栽培計画にもとづいて生産者とさまざまな課題について話し合う。

取り扱っている野菜は、農薬も化学肥料も三年以上使っていないものから通常のものまで六段階に分かれる。組合員が共同購入の注文をするために見る商品カタログには、青葉マークの葉っぱの数で農薬や化学肥料の情報が一目でわかる工夫がなされている。

「目標はすべての野菜を無農薬にすることですが、現実はそう簡単にはいきません。ですから、現在提供している野菜の情報をありのままに示すためにマークを使うことにしたのです。生産者には無農薬栽培に向けてできるだけの努力をしてもらいますが、その一方で農家経営として成り立つ価格を提案してもらいます。日々変動する市場価格とは違い、シーズン中の価格が変わらないので簡単には比較できませんが、だいたい市場価格の二〜三割高で引き取っているでしょう」（前田部長）

一方、大地を守る会は、農薬による公害の追放と有機農産物の安定供給をめざして七五年に生まれた市民団体だ。農産物の宅配・共同購入・加工などの事業を行う株式会社大地をはじめとした法人と生産者、それに消費者の代表から構成される理事会によって運営されている。〇二年六月現在で、消費者会員は五万六〇〇〇世帯、生産者会員は二五〇〇人（農家と生産者団体、JAなど含む）。大地の従業員は一八〇人あまりで、年間の売上高は約一二四億円（〇一年度）、このうち野菜が約二五億円だ。

輸入野菜については、どう対応しているのか。大地を守る会の元事務局長で、大地生産グループ有機農業推進室の戎谷《えびすだに》徹也室長に聞いた。

「『国際産直』などという美名のもとに、農産物の輸入が進められてきました。でも、たとえ有機農産物であっても海外からの輸入はエネルギーコストがかかるだけでなく、日本の自給率を下げることになるわけです。日本の農業を守るとともに、消費者の食生活や健康を守ることが大地の目標ですから、九五年には「That's国産運動」を提唱。バナナやコーヒーなどを除いて輸入物は扱わないという原則を貫いてきました」

では、どのような野菜を消費者に供給しているのか。

戎谷室長によると、有機農産物の供給が目標だが、そのために農家が潰れてしまっては元も子もない。そこで、独自の使用禁止農薬リストを作成し、残留性の高いものや水質を汚染するもの、それに環境ホルモン作用のあるものを排除している。また、生産者との継続的な話合いのなかで、農薬を使う場合も回数を減らすようにしている。

そして、大地生産グループの二〇人のスタッフが産地をまわって農薬の使用も含めた生産状況を把握するとともに、大地の分析室で年間五〇〇のサンプルを対象に残留農薬の検査を実施している。過去に残留基準値を上回ったケースはないが、微量ながら農薬が検出されるケースはある。そうしたデータは生産者に示して、残留農薬を減らすよう栽培計画を見直していく。

「農家の経営を支えつつ、野菜の安全性を高めていくために、生産者とよく話し合い、技術交流を積極的に進めています。しかし、会員の生産者がひとりだけ無農薬で栽培しても、地域の農家が農薬を大量に使用していては、水系や環境の汚染を防げません。ですから、まわりの農家も仲間にして地域全体で水系や環境を守る取組みが必要なのです」

大地を守る会の生産者会員で、千葉県成田市で有機農業を進める農家一三人でつくっている「かんらん車」は、まさにその典型と言えるケースだ。

子どもたちに安全な野菜を食べさせたいと、一〇年以上にわたって市当局に対して学校給食に自分たちの作った有機野菜を使うよう要望し続けた結果、九八年になって実現。現在はニンジンとジャガイモの全量（月三トン）をはじめ、小松菜やブロッコリーなどを成田市学校給食センターに納入している。また、センターから出る年間二〇トンの残飯や市内のスーパー、食堂の生ごみを堆肥化して畑で使う地域循環型農業も始め、〇二年五月からは学校給食から出る残飯の全量堆肥化を実施した。代表の堀越一仁《かずひと》さんは言う。

「有機野菜には虫がつきものですから、調理師やPTAから苦情が出ることもあります。でも、そういうときは、『目に見える虫と目に見えない農薬の危険性と、どっちを選ぶのですか』と問うことにしています。子どもたちのためにも、ぜひ目に見える安全性を選んでほしいと思うからです」

堀越家と大地を守る会の関係は、三〇年前にさかのぼる。成田空港建設反対運動が激化するなかで、父親の昭平さんが七二年に微生物農法を使った有機農業を始め、大地を守る会の創設時から生産者会員として有機野菜の出荷を始めた。当時、小学生だった一仁さんはその後、父親の後を継ぎ、仲間を増やして有機農業を続けてきた。

現在は、毎週五〇〇束の小松菜を一年を通して出荷するほか、ゴボウやニンジン、ブロッコリー、ネギなどを旬の時期に出荷している。バイムフード菌という微生物を使って完熟させた堆肥を使い、農薬も化学肥料も一切使っていない。小松菜には縦五〇メートル、横二・三メートルのネットをかぶせて虫の害を防いでいるが、多少の虫食いは避けられない。

「たしかに虫食いはありますが、農薬も化学肥料も使っていないので安全だし、完熟堆肥を使っているのでおいしい野菜です」

堀越さんは栽培する野菜の半分を大地に出荷し、大地を守る会の活動に期待を寄せている。

「日本全体で見れば、とにかく輸入野菜に対抗するために日本の農業を守らなければいけません。かりに農薬を使っていても、日本の野菜が一番なのです。しかし、大地にはやはり初志貫徹を望みたい。形や虫食いの有無といった見てくれではなく、本当の無農薬・無化学肥料の野菜を供給することをめざして、努力を続けてほしいと思っています」

◆外食産業と流通の革命

こうした取組みは時代の先駆けとなっている。だが、日本の消費構造を変えていくためには、亀の歩みではあっても、食品産業が変わらなければならない。大半の外食産業は、消費者の国産志向を気にしながらも、破格に安い輸入野菜を使っている。そんななかで、ほとんどの野菜を国産で賄っている外食チェーンがある。大衆割烹の「庄や」で知られる大庄だ。「庄や」「日本海庄や」「やるき茶屋」など六六〇店舗（〇一年七月末現在）を展開する大庄グループは、二〇〇〇年の売上高四五七億円に上り、業界トップクラスの大衆割烹チェーンである。

庄やでまず驚くのは、メニューに食材の産地や栄養成分が書いてあることだ。そして、「健康食材四つの約束」として、①遺伝子組み換え食品の排除、②特別栽培野菜の使用、③合成保存料・着色料を使わない、④熱冷指数（体を温めるか冷やすかを示す値）の採用、を宣言している。

大庄商品本部で野菜調達のネットワークをつくり上げた仕掛け人の浅川浩執行役員は、「中国産で旬の松茸やニンニク、西洋野菜のパプリカやトレビスなど一部の野菜は輸入物を使うが、残りの九九％は国産だ」と言う。毎日使用する野菜は一〇〇種類あまり。このうち、三〇種類が金額ベースで全体の七割を占める主要な野菜で、野菜産地の生産農家グループを束ねた全国一〇ほどの流通グループや生産農家と直接契約した、産直ルートで調達する。金額ベースで三割を占める残りの七〇種類については、東京の大田市場から買う。

主要三〇種類のなかでもキャベツ、レタス、ネギ、ダイコン、ジャガイモ、玉ネギなど二〇種類は、特別栽培（減農薬・減化学肥料が大半だが、無農薬・無化学肥料もある）の野菜を使っている。毎月農家から作付や生産方法などについて記した栽培計画書を出してもらい、特別栽培であることを確認するという。また、担当者が月に一〇カ所前後の産地を見回っている。

さらに驚くのは、食材はすべて当日発注・当日入荷を原則としていること。つまり、在庫を一切もたないのだ。午前四時半までに、本社のホストコンピュータに六六〇店からの注文が入る。六時から三〇分間で仕入先に発注し、七時から一一時にかけて食材が続々と物流センターに集まる。そして、正午から午後三時までの間に、全国各地の店舗に届けられるのである。

「個別の産地から調達していては物流コストが嵩んでしまうので、流通グループをつくったのがポイントです。この物流ネットワークを構築した結果、仕入れ価格は市場より二〇％前後、安く入手できています。この冬にレタスの価格が三〇〇円前後まで高騰したときも、うち

は一〇五円から一一〇円で仕入れることができました。だから、すべて国産でも十分にやっていけるのです」（浅川執行役員）

生産農家の負担が増えているのではないかという点が気になるが、大庄のケースは外食・中食産業の側でも国産野菜を使おうと思えば可能だ、ということを実証した貴重な事例と言えるだろう。

中国などから野菜を輸入している専門商社の多くは、国内の野菜も扱っている。ある商社の社長は「外食産業などの取引き先が輸入物を求めるから調達しているだけだ」と話した。逆に言えば、国産を求められれば国産を調達する、と言っているのだ。つまり、外食産業や中食産業の選択しだいということになるわけで、大庄のような企業の増加を期待したい。

一方、取引きの電子化による流通革命を訴えるのは、食品流通構造改善促進機構の白石吉平常務理事である。

これまで行われてきた卸売市場での野菜取引きは、数々の問題点をもっていた。時間がかかって鮮度が落ちる、どこでどんな方法で作られたか一切わからない、取引きをする市場が不衛生であるなどだ。

これに対して電子化された取引きでは、顧客は一定の前渡金を支払って、パソコンの端末から、いつ、どこ産のどの野菜を、どのくらい購入したいかを申し込む。すると、指定の期日に産地から野菜が直送され、顧客はキャッシュオンデリバリーで残金を支払う。野菜の受発注や値決め、代金の決済などの商的流通は卸売市場がコンピュータで行うが、物的流通は産直になるのだ。こうすれば、これまでの問題点はすべて解消すると白石常務理事は言う。

この場合、重要な鍵となるのが情報の公開だ。農薬をふんだんに使った野菜と有機野菜を比べると、有機野菜のほうが見栄えが悪い。輸入野菜と国産野菜を比べた場合、輸入野菜は鮮度が劣化しているケースがほとんどだが、外観では区別がつかない。したがって、どういう品質の野菜であるのか、生産者が情報公開しないかぎり、国産野菜のほうが勝っていることは顧客にはわからないのである。

「車を買うときにカタログを見るように、野菜を買うときにも電子公開カタログが必要です。そこには、出荷の可能期間、可能数量などの生産事情をはじめ、商品規格、鮮度の保持や安全性対策などの流通事情、味覚、栄養成分、品評会での評価などの品質事情、出荷者の名前などの関連情報を公開することが不可欠です」（白石常務理事）

ＪＡＳ法の改正によって、野菜などの生鮮食品については農家の直売などの例外を除いてすべて原産地表示が義務づけられた。だが、輸入野菜との差をはっきりさせるためには、収穫日や生産方法などの情報公開も欠かせない。

◆消費者参加で食べ物の安全を守る

次に行政サイドで何ができるのか、何をしたらよいのか、について考えてみたい。東京都では現在、食品安全条例の制定が再びクローズアップされつつある。

食品安全条例については、八六年に起きたチェルノブイリ原発事故の影響で、放射能に汚染された食品が輸入されて消費者の不安が広がったのをきっかけに、生活クラブ生協が中心になって、直接請求運動が展開された。八八年には東京・食品安全条例をつくる会が発足し、翌年には署名活動を開始。五カ月間で直接請求の成立に必要な一八万人を大きく上回る五五万人の署名を集めた。東京都議会生活者ネットワーク（生活クラブ生協が推薦する議員で構成する会派）の米倉克良事務局長は、当時の運動の趣旨をこう説明した。

「食品衛生法は食中毒の予防など公衆衛生の向上を目的とするもので、違反事業者を取り締まる色彩が強く、食品安全行政への消費者参加が保障されていません。東京都の場合、消費者参加の手立てとしては消費生活条例がありますが、食品の安全確保にきめ細かい対策を取るには限界がありました。そこで、市民と行政が協力して食品の安全性を高める行政システムの確立をめざしたのです」

条例案では、①食品安全基本指針の策定、②安全性に疑いがある食品について都民の申し出制度の確立、③消費者が参加する食品安全委員会の設置、④安全性の高い食品の認証、⑤安全性が疑わしい食品の輸出入・使用・販売の停止勧告と、学校や病院など都施設での使用禁止、を柱とした。

条例案は最終的に反対多数で否決されたが、都議会での審議を通じて食品安全行政が総点検され、行政施策に大きな変化が生まれた。具体的には、都の食品安全関連予算が倍増し、輸入食品監視班が設置されたり、『東京都における食品安全確保対策にかかる基本方針』が策定されたりして、消費者の視点が大幅に反映されるようになったといえる。

この基本指針では、都民のニーズに応えて農薬や化学肥料の使用をできるだけ減らし、有機農業の推進に努める、食品添加物はできるだけ使用しない、消費者の視点に立ったわかりやすい適正な表示に努める、消費者と生産者・製造者が互いに「顔の見える関係」を確立できるよう支援する、などが盛り込まれている。また、食品安全委員会の設置は見送られたが、九三年には市民と行政、事業者による食品保健懇話会が発足した（地域レベルでは、中野区、国分寺市、日野市で食品安全委員会が設置された）。

「BSE（「狂牛病」）、食肉の偽装、違法添加物問題と再び食品の安全性が問題になるなかで、行政に任せておけない、再び食品安全条例をつくろうという機運が高まっています。やは

り、政策決定の場に消費者が参加できるしくみが大切です」（米倉事務局長）

政府レベルでも、独立機関である食品安全委員会（仮称）が、〇三年夏までに設置されることが決まった。この委員会は、食品の人体への影響を科学的に調査し、厚生労働省や農水省に適切な対応を勧告するとともに、両省の施策についてチェックする役割をもつ。消費者に対し、食品の安全性に関する情報提供も行う。

メンバーは「専門的知見を有する人」が数人とされているが、消費者がこのなかに入るのかどうか、はっきりしていない。日本生活協同組合連合会などでは、消費者委員の参加を確保するよう求めていくことにしている。行政や業者に任せておけない以上、消費者が政策決定過程に加わって、食品の安全を自ら守っていくために発言し、行動していくことが重要なのは明らかだ。食品安全委員会へも、消費者の参加が不可欠である。

◆地産地消が地球を救う

最後に、中国産をはじめとした輸入野菜について、私たち消費者はどう対処したらよいのか、改めて考えてみたい。

毒菜は困るが、きちんと検疫でチェックされた安全な野菜ならいいじゃないか、という意見も少なくない。これに対して農水省農林水産政策研究所の篠原孝所長は、自分の食卓に並ぶ食べ物がどれだけ遠くから運ばれてきたかを示すフード・マイレージ（Food Mileage）という新しい概念を使って、野菜に限らず食料を輸入することの問題点を指摘している。

フード・マイレージというのは、ある食品の重量とその食品の生産地から食卓までの輸送距離をかけ算したもので、イギリスの消費者運動家ティム・ラングが九四年に提唱した。単位はトン・キロメートルになる。正確に言えば、ラングはフード・マイルズ（Food Miles）という言葉を使ったが、篠原所長は航空会社がキャンペーンを張って馴染みのあるマイレージプランにひっかけて、フード・マイレージという和製の造語を提唱したのである。

農林水産政策研究所の中田哲也研究員が日本で初めて行った試算によると、二〇〇〇年に日本が輸入した食料の総量は五三〇〇万トンで、これに輸送距離を乗じたフード・マイレージは五〇〇〇億トン・キロだった。韓国が一五〇〇億トン・キロ、アメリカが一四〇〇億トン・キロだから、韓国の三・四倍、アメリカの三・七倍に上っている。人口一人あたりのフード・マイレージは四〇〇〇トン・キロで、一人平均の食料輸入量は四二〇キロだから、一人あたりの平均輸送距離は一万キロ弱となる。

また、たとえば、アメリカ産のブロッコリーは三〇〇〇キロ離れた日本まで運ばれてくる。その際、当然、石油燃料を燃やすことによる地球環境の悪化だけでなく、長期間にわたる保存を目的としたポストハーベスト農薬、くん蒸、殺菌剤、添加物などによる汚染が避けられない。病害虫、細菌、カビ毒などの侵入や放射能など、さまざまな汚染のリスクにも曝される。こうした遠距離輸送による環境汚染という観点も加えて、食料の輸入を捉え直す必要がある。

篠原所長は、この考え方を木材や工業製品にも適用している。たとえば木材であれば、ウッド・マイレージの概念を使えば、国産材で造った家と外材を使った家が環境汚染の観点からどれだけ違うかがただちにわかる。そして、日本の年間貿易量は八億トンで、人口比でわずか二%の国が世界全体の貿易量の一六%を動かしているわけだが、これをグッズ・マイレージの概念で表せば、おそらく世界全体の半分近くに達し、「輸送による環境汚染では、日本は世界最大の汚染国になる」という。

食料輸入の弊害は、環境や食品の汚染にとどまらない。日本国内の食料の自給力を低下させ、農業を破壊する。だが、農業は、環境の保全機能をはじめ、景観、地域の文化との密接なつながりなど、生産効率だけでは計れない重要で豊かな側面をもつ。

もうひとつ、廃棄物の問題がある。よく知られているとおり、日本は金額ベースで世界一の輸出大国だが、重量ベースでみるとまったく違う現実が見えてくる。年間貿易量八億トンの内訳をみると、輸入量が七億トンであるのに対し、輸出量は一億トンにすぎない。つまり、差し引き六億トンが廃棄物として国内に残るのである。「これでは、いくら循環型社会をめざしてリサイクル関連法を制定しても、根本的な解決にはならない」と篠原所長は言う。

「私たちがいまやらなければならないのは、フード・マイレージをできるだけ少なくすることです。自分たちの食生活や消費行動を見直し、なるべく地域内で生産された農産物を消費する。私がずっと主張している言葉に言い換えれば、地産地消・旬産旬消です。自分たちの住む地域で穫れたものを、旬の時期に食べる。そうすれば、環境汚染は最小限に抑えられます。地産地消の実践は、誰もが身近でできる環境問題の解決策なのです」

環境問題の解決策としてよく三つのRということが言われる。リデュース（Reduce＝減らす）、リユース（Reuse＝再使用する）、リサイクル（Recycle）だ。これに加えて篠原所長は、四つめのRであるリフューズ（Refuse）を提唱する。

「リフューズ、すなわち拒否する。どこでどのように作られたかわからないもの、最近の言葉で言えばトレーサビリティー（追跡可能性）に欠けるものやフード・マイレージの多いものは、消費者が買うのを止めることです。日本ではめったにありませんが、ヨーロッパでは不買運動が力を発揮しています。消費者の力は大きいことを十分にわきまえて行動すれば、世の中を変えることすらできるのです。変なもの、いかがわしいものは買わない。これに尽きると思いますよ」

旧総理府は二〇〇〇年に、「農産物貿易に関する世論調査」を実施した。「食料品を買う際に国産品と輸入品とどちらを選ぶか」という問いに対し、「輸入品」「どちらかというと輸入品」と答えた人は全体のわずか〇・四％だったが、「国産品」「どちらかというと国産品」と答えた人は八一・九％にも達している。また、「国産品」「どちらかというと国産品」と答えた人に、「輸入品より国産品を選択した基準は何か」を尋ねたところ、「安全性」がもっとも多く八二％、ついで「新鮮さ」が五七・三％、「品質」が四二・三％の順だった。

つまり、この調査結果を見るかぎり、消費行動として現れていないだけで、圧倒的多数の消費者は安全で新鮮な国産野菜をほしがっている。そして、消費者が買わなくなれば、野菜の輸入が減っていくことも間違いないのである。

同時に農水省は、篠原所長のような視点に立って農業政策をぜひともつくり直してほしい。

◆市民皆農への一里塚

地産地消・旬産旬消の理屈はよくわかる。だが、具体的にどういうことなのか、多くの人びと、とくに都市生活者にとっては、思い浮かべることがむずかしいだろう。私自身も、どうも奥歯にモノがはさまったようなモヤモヤした気分でいたところ、そんな気分を一掃するような痛快な事例に出会うことができた。

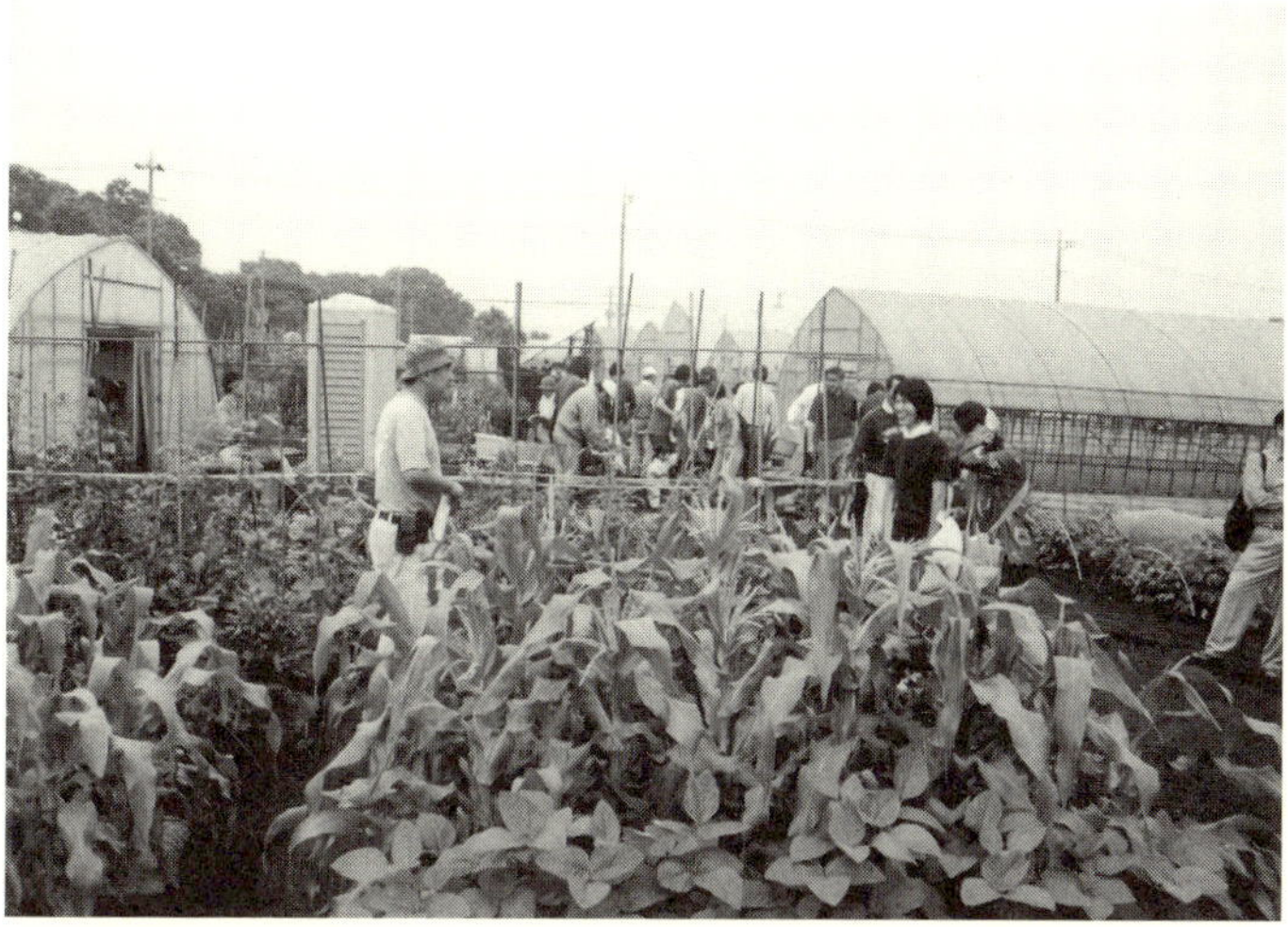

体験農園の参加者と話す白石さん。手前はとびきりおいしいトウモロコシと枝豆

それが、埼玉県境に近い東京都練馬区大泉町にある白石農園の取組みだ。私の自宅から自転車で一五分、究極の地産地消モデルはすぐ目と鼻の先にあったのである。

私が訪れた六月中旬の日曜日、農園に植えられたトマト、キュウリ、ジャガイモ、ナス、ピーマン、トウモロコシなどの葉が青々と茂っていた。農園内は整然と区画されているだけでなく、さまざまな野菜が植えられているために美しい。畑というより、まさに農園というイメージがぴったりだ。

農園主の白石好孝《よしたか》さんはさまざまな取組みを進めているが、そのひとつが体験農園である。白石農園の農地は一四〇a、うち体験農園が五〇aだから、三分の一以上を体験農園が占めていることになる。現在、一二五人の市民が一人につき一区画三〇㎡の畑で、一五品目ほどの野菜作りを楽しんでいる。

この日も、三〇人ほどの市民が白石さんから指導を受けていた。収穫直前のジャガイモは日光に当たると青く、固くなるので、必ず土寄せをする、キャベツは玉が割れる前に収穫を終える、インゲンは実が土に触れて汚れないように支柱で支えてやる……。野菜作りの基本を懇切丁寧に教えてもらうのだ。除草剤はまったく使わず、基本は減農薬、一部は無農薬である。

個人の畑にもかかわらず、多数の市民が農作業を楽しんでいる。子どもたちが泥まみれになって、駆け回っている。さらに、約一〇人が見学に訪れていた。ここは、これまでの農業のイメージを覆す、開かれた農園なのだ。

「都市に農業なんかいらないと言う人もいますが、私たちは都市農業で生きていきたいと思っています。そのためには、地域に住んでいる人たちの理解を得ることが不可欠です。それで、閉鎖的な畑ではなく、地域の人たちが中に入って楽しめる場所にしようと考えました」

具体的なしくみは、こうなっている。まず、白石さんが市民に畑の一部を提供し、栽培計画を立て、種や肥料を用意して、野菜作りのノウハウを伝授する。野菜を作りたい市民は、体験農園の参加者募集に応募して抽選（倍率は三〜四倍と高い）で当たると、利用料と収穫物の代金（先払い）合わせて年間二万九〇〇〇円を支払い、白石さんの指導を受けて野菜を作る。もちろん、収穫物はすべて利用者である市民のものになる。ちなみに、一区画で年間に栽培される野菜を市場で購入した場合、約八万円になるというから、きわめて安い授業料だ。利用者は一年ごとに契約を結ぶが、五年まで続けられる。

練馬区は区報で参加者を募集するほか、施設整備費の三分の二と管理運営費として一区画につき一万二〇〇〇円を補助し、体験農園事業を支える。利用者は男女が半々で、三分の一がサラリーマン。四〇歳以上が多く、八割は自転車で一五分以内の場所に住んでいるが、練馬区外からの参加者もいる。練馬区はこうした体験農園事業を九六年から始め、毎年ひとつずつ増やしてきた。

「野菜作りの基本については教えますが、あとは利用者の自主性にお任せしています。こちらの指導を守りさえすれば、ほとんどの利用者が収穫の歓びを味わえますよ。楽しく農作業をするのが一番ですから、農園でコンサートや収穫した野菜を食べる会を開いたり、いろいろと工夫も凝らしています」

日本中の農家が高齢化と後継者不足に悩んでいる。たしかに、農業への専業従事者を求めれば、なり手は多くないかもしれない。しかし、畑を地域に開き、地域の人たちの力を借りて農業を続けられるのであれば、まさにコロンブスの卵と言えないだろうか。

都市部では、庭先で野菜などを作る家庭菜園や、一般市民が一五㎡ほどの農地を借りて農業を楽しむ市民農園が、なかなかに盛況である。親しい友人たちと田舎に農地を借りて、週末だけ農業を営み、自分たち家族が食べる分の米や野菜を作る「週末農民」も出てきている。

農家に転職するのは無理にしても、自分たちが食べる野菜のいくらかを自分たちで作る市民皆農の風潮が広がれば、野菜を輸入する必要などほとんどなくなるだろう。私たちの選択しだいでは、そんな時代も夢ではないことを、白石農園の実践は示している。

◆農が創る豊かな暮らし

もう少し、白石農園の話を続けたい。

白石さんは体験農園も含めた多角的な農業経営によって、収入面でも年間売上げ一〇〇〇万円以上という目標を達成している。その見事な経営のキーワードは、やはり地産地消である。

売上げでもっとも多いのは体験農園にかかわる収入で、全体の四割に上る。ついで地元スーパーとの契約栽培が、三割を占める。大手スーパーは旬を無視して一年中、同じような野菜が店頭に並ぶことをめざしているが、このスーパーはそうした無理な要求をしないから、旬の時期に出荷できる。三番めが直売で、二割強。所属するJAの直売所、自宅の庭先の一角の自動販売機や畑での直売のほか、近くの三つの小・中学校にも学校給食用に野菜を出している。残りが通常の市場を通した販売で、一割弱。おもにキャベツを大田市場に出荷する。

つまり、売上げの九割あまりは地元で消費されており、地産地消の典型と言ってよいだろう。取引き先が近いので、収穫した野菜をその日のうちに自分で運転する軽トラックで配達する。だから、新鮮でおいしいのは当然である。

また、近くの三つの小学校が総合学習の一環として、農業を体験する授業の場に白石農園を使っている。白石さんは以前から校庭に植えられている桜やケヤキの落ち葉をもらい受けて堆肥にしていたが、現在では給食の食べ残しの堆肥化も行っている。その堆肥を使って作った野菜を再び学校給食に出すことによって、子どもたちは「循環とは何か」を肌で学ぶことができる。

さらに、農園や農作業のもつ癒しやメンタルケアの効果に注目が集まっているが、精神障害のある人たちの受入れも九八年から行ってきた。

このように、白石農園の存在は、畑が単に野菜を作って市場に出すだけの場所ではなく、豊かで多様な意味をもっていることを改めて浮き彫りにしているのである。

白石農園で野菜を作る一人に、毛利彰伸《もうりあきのぶ》さんがいる。毛利さんは、西武池袋線保谷《ほうや》駅から徒歩一分にある南欧食堂「Ｌａ毛利」のオーナーシェフだ。自宅がたまたま白石農園のそばだったため、開店と同じ二〇〇〇年から白石農園の参加者となった。

私はＬａ毛利の料理を何度もいただいているが、外食で心底おいしいと思ったのは、生まれて初めてである。その秘密は、きわめて簡単。腕ももちろんだが、素材が抜群にいいからだ。

野菜は、毛利さん自身が白石農園と近くの区民農園で丹精込めて作っている無農薬のものが中心で、当日の朝に自ら収穫する。これ以上に新鮮でおいしいものなど、あるだろうか。

ベーコンやピクルス、パンなどは自分で作る。パンの小麦粉は極上の北海道産だ。プリンやケーキなどのデザート類も、白石農園で平飼いされている鶏の卵を使って自分で作る。その日に鶏が産んだ、とびっきり新鮮な卵である。

魚は、富山県の魚屋から二日に一回、宅配便で送ってもらい、富山の地で獲れたものを使っている。毛利さんは北里大学水産学部を卒業していて、もともと魚には詳しい。たまたま富山県に遊びに行ったとき、その魚屋のオヤジのつぼを押さえた魚の目効きぶりに惚れ込んで、それ以来いつか使おうと思っていたという。

毛利さんはあまり意識していないが、Ｌａ毛利は最近の流行語で言えば、究極のスローフードの店なのだ。

「料理に使う素材は、できるだけいいもの、新鮮なものを使いたい。それから、調理にあまり手をかけずに、素材のおいしさを生かしたい。それだけなんですけれどね」

現在は、練馬区内七カ所の体験農園の園主会が主催する料理教室の講師も務めている。自分たちで作った野菜をどう料理したら一番おいしく食べられるのか、そのコツを伝授しようとい

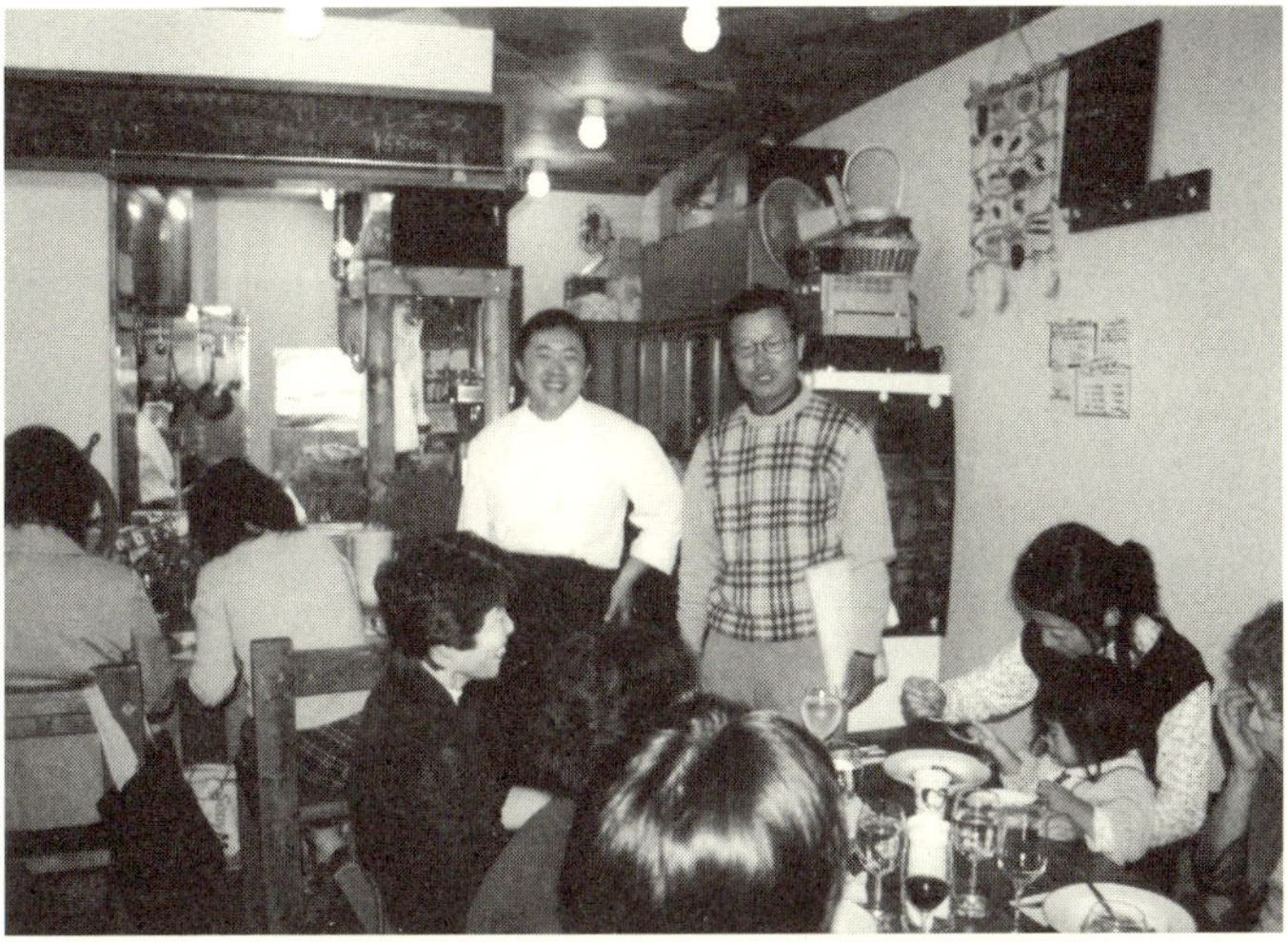
La毛利での料理教室。毛利さん（左）と園主会長の加藤義松さん

う企画だ。

農園で作った野菜を地元のスーパーや直売所で販売したり、学校給食に提供したりして、地域の人たちに食べてもらう。

畑は地域に開放し、子どもたちの学習の場や精神障害者たちのメンタルケアの場として提供する。

そして、周囲の人たちに農業を教える代わりに野菜作りに参加してもらい、農家経営を支えてもらう。

彼らは週末や空いた時間を活用して野菜作りを楽しみ、自分たちが作った新鮮でおいしい野菜を食べて、健康な生活を送る。

同じ農業仲間のシェフに、おいしい野菜料理の作り方も学ぶ……。

抽象的な概念にすぎなかった地産地消・旬産

旬消のスローガンは、きわめて具体的なイメージとなって結実した。

やり方はさまざまであってよい。こうした取組みが全国に広がっていくとき、ほんとうに豊かな食と暮らしが待っている、と私は思う。そうなれば、輸入野菜など必要ないのは、言うまでもない。

あとがき

毒菜の取材を始めて、まる一年が過ぎた。

最近はテレビや新聞が特集を組んで取り上げるようになり、ようやく社会問題として認知されつつあるが、長い間ほとんど無視されてきた。というのも、このテーマについては、専門に調べている日本人研究者がいないだけでなく、当初は国も企業もまったく無関心だったからだ。したがって、取材は暗中模索で、遅々として進まなかった。その反面、前人未到の事実の扉を開ける高揚感を味わえたのは、ルポライター冥利に尽きる、と言えるかもしれない。

いずれにせよ、取材によって明らかになったのは、中国で起こっている凄まじい農薬汚染の実態だ。未確認情報が乱れ飛んで正確な数を把握するのは困難だが、民間ベースの日中共同研究によって、中国における農薬中毒者数が年間で五〇万人以上、死者が一万人以上と推定されているのは、本文に紹介したとおりである。急増する中国産の輸入野菜から毒菜が見つかり、問題になっている背景には、農薬のズサンな管理と濫用・誤用による環境と人体の汚染という「巨大な山」が聳《そび》えていたのだ。

中国の環境問題は、大気汚染をはじめ、水質汚濁、廃棄物処理、酸性雨など、どれをとっても深刻極まりない。だが、死者や中毒者の数からいけば、農薬汚染はもっとも深刻な環境問題のひとつである。中国政府は、この事態を何とか早急に改善しなければならない。日本も解決に向けて、政府・民間を問わず、できるかぎりの協力をすべきである。

そもそも、毒菜の取材を始めるきっかけとなったのは、二〇〇一年に刊行された山下惣一編著『安ければ、それでいいのか⁉』（コモンズ）に取材・執筆参加したことだった。

不惑を前に授かった子どもが重度のアトピーになったために、私は二〇〇〇年の夏から丸一年にわたって仕事を休んで、育児とケアに没頭していた。あまりにひどい子どもの痒《かゆ》みと睡眠障害によって、こちらも心身ともにノックアウト寸前。ほとんど引きこもりに近い状態だった（拙著『パパがママになっちゃった』ポプラ社、二〇〇二年、参照）。そんな私を引っ張り出してくれたのが、大学時代の先輩であるコモンズの大江正章さんである。大江さんの粘り強い説得のおかげで、私は何とか社会復帰を遂げることができた。そして、このとき私に与えられたテーマが「輸入野菜の現状と安全性」だったのだ。

本創りは書き手と編集者の共同作業である、というのが私の持論だが、本書はまさに大江さんと私のコラボレーション（協働）作品だ。大学時代のリーダーで、いまも敬愛する大江さんとこのような形で仕事ができたことは、私にとってこのうえない喜びだった。

また、本書の前半部分は、『週刊文春』に不定期に連載したルポが核となっている。この間、取材と執筆を支えてくれたのが、同誌編集部の島田真次長だ。『週刊文春』でのルポが、国や大マスコミを動かす発火点になったことは間違いない。島田さんの卓見といつも変わらぬ支援に感謝したい。

このほか、今回の取材に関しては、農民連食品分析センターの石黒昌孝所長、農水省農林水産政策研究所の篠原孝所長、農林中金総合研究所の蔦谷栄一常務取締役、アジア学院の田坂興亜校長、『生活と自治』の内野祐編集長、農業ジャーナリストの榊田みどりさんら多くの方々からご指導・ご教授を賜った。さらに、瀧井宏一・君枝夫妻からはいつもながらのご支援をいただいた。以上の方々に、この場を借りて御礼申しあげたい。どうもありがとうございました。

二〇〇二年七月

瀧井　宏臣

参考文献・資料

有吉佐和子『有吉佐和子の中国レポート』新潮社、一九七九年。

有吉佐和子『複合汚染』新潮文庫、一九七九年。

安藤満『よくわかる農薬汚染』合同出版、一九九〇年。

植村振作・河村宏ほか『農薬毒性の事典』三省堂、一九八八年。

江口文陽・渡辺泰雄編著『キノコを科学する』地人書館、二〇〇一年。

大浦栄次「日本と中国における農薬中毒比較」『富山県農村医学研究会誌』一九九四年三月号。

大江正章『農業という仕事』岩波ジュニア新書、二〇〇一年。

大平博四『有機農業農園の四季』七つ森書館、一九九三年。

厚生労働省『二〇〇〇年輸入食品監視統計』(社)日本食品衛生協会、二〇〇一年。

小島麗逸「環境・生態系問題(Ⅶ)—１９８２年の環境・生態系状況—」『中国経済』一九九七年二月号・三月号、ＪＥＴＲＯ。

小島麗逸『現代中国の経済』岩波新書、一九九七年。

小若順一『食品添加農薬』学陽書房、一九九三年。

篠原孝『農的循環社会への道』創森社、二〇〇〇年。

Jiang Xi-Liu & Hua Xiao-Mei, *CHINA*, Pesticide Action Network, 1997.

白石吉平『生鮮ＥＤＩで食品流通はこう変わる』筑波書房、二〇〇〇年。

白石好孝『都会の百姓です。よろしく』コモンズ、二〇〇一年。

全税関労働組合・税関行政研究会『よくわかる輸入食品読本』合同出版、一九九〇年。

総務庁行政監察局『食品の安全・衛生に関する行政監察結果報告書』二〇〇〇年一〇月。

総理府『農産物貿易に関する世論調査』二〇〇〇年一一月。

田坂興亜『アジア輸入食品汚染』家の光協会、一九九一年。

中国研究所編『中国の環境問題』新評論、一九九五年。

中国国家質量監督検験検疫総局『二〇〇一年第三季度産品質量国家監督抽査結果頒布』二〇〇一年一〇月。

蔦谷栄一『持続型農業からの日本農業再編』日本農業新聞、二〇〇〇年。

蔦谷栄一「変化する中国農業と食品産業」『農林金融』二〇〇二年五月号、農林中央金庫。

東京都『東京都における食品安全確保対策にかかる基本方針』一九九九年四月。

東京都生活文化局消費生活部『収穫後使用の農薬に関する調査』(その2)二〇〇一年二月。

「特集　野菜輸入増とセーフガード」『農業と経済』二〇〇一年五月号、富民協会・毎日新聞社。

農林水産省『生鮮食品の原産地表示に関する消費者の購買意識について』二〇〇〇年一一月。

農林水産省植物防疫所『二〇〇〇年植物検疫統計』二〇〇一年。

農林水産省資料『野菜の輸入と諸外国の生産状況等について』二〇〇一年三月。

松島松翠『農村医療の現場から』勁草書房、一九九五年。

莫邦富『中国全省を読む地図』新潮文庫、二〇〇一年。

野菜供給安定基金編『中国の野菜(2)』農林統計協会、二〇〇一年。

野菜供給安定基金調査情報課編『二〇〇〇年野菜輸入の動向』農林統計協会、二〇〇一年。

山下惣一編著『安ければ、それでいいのか!?』コモンズ、二〇〇一年。
読売新聞中国環境問題取材班『中国環境報告』日中出版、一九九九年。
レイチェル・カーソン著、青樹簗一訳『沈黙の春』新潮文庫、一九七四年。

【プロフィール】

瀧井宏臣（たきい　ひろおみ）

1958 年　東京都生まれ。

1982 年　早稲田大学政経学部卒業。

NHK 社会部記者、国際協力活動を経て、1995 年からルポライター。文明と人間をテーマに、取材活動と社会活動を展開。『世界』『週刊文春』『現代』などでルポを発表している。2000 年夏から 1 年間、休業してアトピーの息子のケアに勤しんだ。01 年夏に復帰してからは、輸入野菜の取材を続けてきた。

主　著　『転生の大地』（八月書館、1996 年）、『テクノ文明の未来』（明石書店、1999 年）『安ければ、それでいいのか!?』（共著、コモンズ、2001 年）、『パパがママになっちゃった』（ポプラ社、2002 年）。

食卓に毒菜がやってきた

二〇〇二年　八月　五日　初版発行
二〇〇二年一〇月二五日　二刷発行

著　者　瀧井宏臣

発行者　大江正章
発行所　コモンズ

東京都新宿区下落合一-五-一〇-一〇〇二
ＴＥＬ〇三（五三八六）六九七二
ＦＡＸ〇三（五三八六）六九四五
振替　〇〇一一〇-五-四〇〇一二〇
info@commonsonline.co.jp
http://www.commonsonline.co.jp/

印刷・東京創文社／製本・東京美術紙工

ISBN 4-906640-55-9 C 0030

＊好評の既刊書

安ければ、それでいいのか!?
●山下惣一編著　本体1500円＋税

肉はこう食べよう　畜産をこう変えよう
●天笠啓祐・増井和夫・安田節子ほか　本体1700円＋税

有機農業の思想と技術
●高松修　本体2300円＋税

有機農業　21世紀の課題と可能性〈有機農業研究年報1〉
●日本有機農業学会編　本体2500円＋税

都会の百姓です。よろしく
●白石好孝　本体1700円＋税

有機農業が国を変えた　小さなキューバの大きな実験
●吉田太郎　本体2200円＋税

遺伝子操作食品の避け方〈シリーズ安全な暮らしを創る6〉
●小若順一ほか　本体1300円＋税

危ない生命操作食品〈シリーズ安全な暮らしを創る7〉
●天笠啓祐　本体1400円＋税